Philippe Chavanne

W0356199

Découvrez les vertus de L'ALOE VERA

La plante magique pour votre santé

Ses usages dans le domaine de la ***beauté***
Ses substances actives pour notre ***santé***
Ses bienfaits pour notre ***hygiène***

EDITIONS Alpen
9, avenue Albert II
98000 Monaco

Auteur de nombreux ouvrages sur la cuisine-santé ou le bien-être « au naturel », Philippe Chavanne est défenseur de la vie au naturel aussi bien dans sa maison que dans son jardin.

Philippe Chavanne

Découvrez les vertus de

L'ALOE VERA

La plante magique pour votre santé

*Ses usages dans le domaine de la **beauté***
*Ses substances actives pour notre **santé***
*Ses bienfaits pour notre **hygiène***

EDITIONS
Alpen
9, avenue Albert II
98000 Monaco

Pour la présente Édition
© 2016, Alpen Éditions
9, avenue Albert II
MC - 98000 MONACO
Tél. : *00377 97 77 62 10*
Fax : *00377 97 77 62 11*

Direction :
Christophe Didierlaurent
Responsable éditoriale :
Fabienne Desmarets
Mise en page et infographie :
Stéphane Falaschi

Dépôt légal : *2016*
ISBN13 : 978-2-35934-425-7

Imprimé en Union Européenne

AVERTISSEMENT

Les informations contenues dans ce livre ne peuvent pas remplacer un avis autorisé. Avant toute automédication, consultez un médecin ou un pharmacien qualifié.

Avant-propos

Aujourd'hui, de plus en plus de personnes attentives à leur bien-être, à l'écoute des besoins de leur corps et soucieuses de préserver leur bien le plus précieux – leur capital-santé – découvrent ou redécouvrent une plante quasiment « magique » : l'aloe vera.

Si elle est connue, utilisée et appréciée depuis des temps immémoriaux, si elle a fait depuis des millénaires la preuve de sa formidable efficacité, il a fallu attendre la seconde moitié du 20e siècle et l'apparition d'une industrie pharmaceutique entièrement inféodée au « tout chimique » pour que cette plante aux innombrables vertus soit injustement reléguée au rang de « remède de bonne femme ».

Inversement de tendance, aujourd'hui ! Il ne se passe désormais plus un mois sans que l'industrie pharmaceutique ne se retrouve au centre d'un nouveau scandale financier ou médical. Il ne se passe désormais plus une semaine sans que les médications chimiques démontrent – avec des conséquences parfois dramatiques pour les patients – leurs très étroites limites et, dans certains cas, leurs véritables dangers : accoutumance, dépendance aux drogues, effets secondaires dangereux...

Face à cette déplorable situation, de plus en plus de consommateurs se détournent avec raison des médications chimiques pour retrouver des traitements thérapeutiques doux, efficaces, économiques et naturels. L'aloe vera s'inscrit parfaitement dans cette mouvance qui, plus qu'une simple mode passagère comme il en existe tant, se positionne résolument comme une véritable vague de fond.

Ce mouvement est tellement puissant, le succès de l'aloe vera est déjà si important auprès d'un public avisé, que même les industries cosmétiques et pharmaceutiques utilisent désormais la plante comme argument de vente. Avec force matraquage publicitaire, elles ne cessent de proposer de nouveaux produits dits « à l'aloe vera ». En oubliant soigneusement de spécifier que les doses d'aloe vera utilisées dans leurs produits sont si insignifiantes qu'elles ne peuvent produire aucun effet bénéfique concret pour le consommateur. Et en passant également sous silence le fait que l'aloe vera est mélangé à tant de substances chimiques parfois douteuses ou franchement toxiques qu'il est impossible pour la plante d'avoir le moindre effet. Tout, ici, ne se résume finalement qu'à une politique marketing que chacun appréciera à sa juste valeur et à des arguments publicitaires plus ou moins fallacieux. Malheureusement...

La bonne nouvelle ?

La bonne nouvelle, c'est que ces agissements ne remettent absolument pas en cause les propriétés, les vertus et l'efficacité de l'aloe vera. Elle est et reste l'une des plantes les plus intéressantes pour les soins de beauté, le bien-être général et certains traitements thérapeutiques « au naturel ». Autant d'utilisations simples, efficaces et diversifiées qui permettent d'améliorer la vie quotidienne.

Le tout, bien entendu, est d'utiliser judicieusement l'aloe vera. Et donc de mieux connaître cette plante qui était déjà employée avec succès par les Sumériens, les Grecs, les Romains et les Égyptiens de l'Antiquité. C'est ce que propose cet ouvrage qui dévoile les secrets et vous explique les vertus de l'aloe vera : son histoire, ses caractéristiques botaniques, les précieuses substances que recèle la plante, ses modes d'utilisation... jusqu'à la manière de cultiver avec succès de l'aloe vera chez vous. Complémentairement, cet ouvrage livre aussi plusieurs dizaines de remèdes thérapeutiques et d'astuces beauté à réaliser « maison » pour améliorer et agrémenter la vie quotidienne. Parce que, grâce à l'aloe vera, il est vraiment possible de se faire du bien avec du bon !

SOMMAIRE

CHAPITRE 1

MIEUX CONNAÎTRE L'ALOE VERA

5.000 ans d'histoire

Les vertus thérapeutiques de l'aloès étaient déjà appréciées dans l'Antiquité. Grecs, Sumériens, Égyptiens, Romains... connaissaient déjà de nombreuses propriétés, mais aussi beaucoup d'usages de la plante.

Chez les Sumériens, à la cour des rois d'Akkad

La toute première allusion à l'usage thérapeutique de l'aloès figure sur des tablettes d'argile rédigées par les Sumériens à l'époque des rois d'Akkad. C'est-à-dire environ 3.000 ans avant notre ère. D'après ces documents inestimables, les Sumériens utilisaient la plante pour traiter la paresse stomacale.

Des rois d'Akkad aux pharaons de l'Égypte antique, il n'y a qu'un pas que l'aloès a allègrement franchi. Vases peints et fresques dans des temples ou tombeaux témoignent du fait que les Égyptiens de l'Antiquité profitaient également des vertus de l'aloe vera. Autre témoignage essentiel : le fameux papyrus Ebers qui, vers 1.500 av. J.-C., évoque l'aloès dans le cadre du « Livre égyptien des remèdes ». À l'époque, l'aloès a la réputation de permettre aux femmes égyptiennes – et notamment à la sublime Cléopâtre – de conserver tout leur éclat et toute leur beauté. Il est aussi considéré par les pharaons comme un élixir de longue vie.

Symboliquement, un plant d'aloès était proposé en offrande lors des cérémonies funéraires. Planté à proximité des temples et des pyramides, jalonnant les chemins conduisant à la célébrissime Vallée des Rois, l'aloès était destiné à nourrir et à soigner le pharaon défunt tout au long de son voyage vers « l'autre rive ». La floraison de la plante indiquait aux prêtres et aux gens du peuple que le pharaon avait bien atteint la rive opposée du fleuve menant au royaume des dieux.

Grecs et Romains

L'aloès ne se contente pas d'être utilisé sur les rives du Nil. Il franchit allègrement la Méditerranée pour être également utilisé par les Grecs et les Romains.

C'est d'ailleurs en Grèce que l'aloès a trouvé, peut-être plus que partout ailleurs, un terroir à sa mesure. Et si nombre de Grecs connaissent encore aujourd'hui les propriétés et vertus de l'aloe vera qu'ils cultivent ou qui pousse à l'état sauvage dans certaines campagnes, ils le doivent à leurs lointains ancêtres de l'Antiquité. Aux alentours de 400 av. J.-C., le célèbre philosophe et médecin Hippocrate met déjà en exergue de nombreux pouvoirs de la plante : elle calme les douleurs stomacales, favorise la repousse des cheveux, guérit de nombreuses tumeurs... Même Alexandre le Grand soigne avec succès une blessure de guerre grâce à l'aloe vera.

Pour leur part, les Romains doivent attendre les guerres puniques (des conflits quasiment incessants opposant, dès 264 av. J.-C., Rome au monde carthaginois) pour découvrir avec un certain étonnement les vertus de la plante. Celle-ci est utilisée par leurs prisonniers carthaginois et les Romains ont tôt fait de l'adopter. Très vite, les scientifiques et les médecins romains mettent en évidence les propriétés et les bienfaits de l'aloès. C'est, parmi d'autres, le cas de Dioscoride qui détermine que la plante favorise la cicatrisation des plaies ouvertes. Une découverte qui, en tant que médecin servant dans l'armée romaine, lui est souvent utile... Mais il n'est pas le seul : Pline l'Ancien, célèbre naturaliste et écrivain romain du 1er siècle, fait aussi l'éloge de la plante.

Remède d'harmonie

Il n'y a pas que sur le pourtour du Bassin méditerranéen que l'aloe vera rencontre un vif succès. En Asie aussi...

En Inde, la médecine ayurvédique met depuis très longtemps l'aloès à l'honneur. C'est même l'une des plantes majeures de la pharmacopée qui, en tant que plante sacrée, est aussi utilisée dans le cadre des rituels de sacrifices. Plus encore : aujourd'hui, la tradition veut que l'on dispose quelques feuilles d'aloès sur les bûchers funéraires. Ils symbolisent la renaissance et l'éternité.

Éternité, mais surtout immortalité au Japon. Là-bas, au pays du Soleil levant, l'aloès est considéré comme une « plante reine ». Ses usages sont aussi nombreux que diversifiés : il se boit, se mange, soigne... Jadis, les samouraïs enduisaient leur corps de pulpe d'aloe vera avant d'aller chasser les démons au cours de combats épiques. La plante avait alors la réputation de pouvoir les rendre immortels.

Les Chinois sont au moins aussi enthousiastes à propos de l'aloe vera que les Japonais. Cela fait plusieurs siècles que la plante fait partie de la pharmacopée traditionnelle. Parfois surnommée « remède d'harmonie », elle est notamment recommandée pour soigner de nombreuses affections de la peau, traiter les brûlures... Pendant longtemps, son usage a été réservé à la seule famille impériale avant de faire partie du quotidien de toute la population. Ses épines ont aussi longtemps servi d'aiguilles d'acupuncture aux « médecins aux pieds nus » itinérants. Actuellement, la médecine chinoise utilise essentiellement la pulpe de l'aloe vera pour traiter l'artériosclérose.

De la croyance à la science

Dans tous les pays – notamment les pays occidentaux – où la pharmacopée chimique n'est heureusement pas arrivée à chasser tout à fait les efficaces médecines douces et traditionnelles, dans les pays où cette même pharmacopée chimique est de plus en plus légitimement remise en question, l'aloe vera se positionne comme une plante médicinale parmi les plus efficaces, les plus essentielles et les plus incontournables.

Au-delà des irréfutables vérités scientifiques qui démontrent avec force ses propriétés et ses bienfaits, l'aloe vera est aussi une plante à laquelle s'attachent de nombreuses croyances et légendes.

Une plante porte-bonheur... qui attire les garçons

Ainsi, par exemple, les Amérindiens utilisent depuis longtemps l'aloe vera pour traiter les brûlures, soulager les maux de tête, purifier les reins, apaiser la toux... Mais, selon la tradition, les jeunes squaws aiment aussi s'en enduire le visage pour... attirer à elles les jeunes gens.

Autre région du monde et autre tradition populaire... De retour d'un pèlerinage à la Mecque, les Musulmans aiment suspendre aux portes de leurs maisons des feuilles d'aloès précieusement rapportées du lieu saint. Elles témoignent qu'ils ont bien effectué le pèlerinage : le Prophète peut donc, à son tour, aller à leur rencontre.

Il se murmure aussi que l'un des secrets de la longévité des Templiers résidait dans « l'élixir de Jérusalem », une boisson quasiment magique composée de vin de palme, de haschisch et d'aloès.

Dans un tout autre registre, il faut aussi citer l'auteur Carol Miller Kent qui, dans l'un de ses ouvrages consacré à la plante, affirme que l'aloe vera faisait partie de la pharmacie embarquée à bord de la... capsule spatiale qui a fait la « une » de l'actualité le 21 juillet 1969 en se posant sur la Lune. Une affirmation que la NASA s'est empressée de... ne jamais confirmer ni démentir !

Entre ces croyances, légendes ou autres traditions populaires et la vérité scientifique, il n'y a qu'un pas que l'aloe vera franchit avec une rare aisance.

L'identification de l'aloïne

Dioscoride (médecin grec servant dans l'armée romaine), Pline l'Ancien, Avicenne, Hippocrate, Paracelse (médecin à l'époque de la Renaissance), Dominique Larrey (chirurgien en chef des armées de Napoléon)... : depuis l'Antiquité et tout au long de l'histoire, l'aloe vera a toujours été un fabuleux sujet de recherche pour les naturalistes, botanistes, médecins et autres scientifiques. L'un après l'autre, ils en découvrent de nombreuses propriétés, qu'ils mettent aussitôt en pratique afin de guérir bien des maux.

Il faut cependant attendre le tout début des années 1850 pour que deux scientifiques – Smith et Stenhouse – parviennent à identifier le principal principe actif de l'aloe vera : l'aloïne, que l'on connaît parfois aussi sous le nom de « barbaloïne ». Cette molécule est présente dans les feuilles d'environ soixante-dix espèces d'aloès. Fraîche, elle présente des puissantes propriétés laxatives. Séchée, elle procure de l'amertume à diverses boissons alcoolisées.

Environ quatre-vingts ans plus tard, dans le courant des années 1930, Creston Collins « redécouvre » ce que nombre de scientifiques de l'Antiquité avaient déjà trouvé bien avant lui. La seule différence étant qu'il se targue d'apporter une caution scientifique moderne à ses « découvertes ». Dans la foulée, il publie un rapport retentissant et resté célèbre dans lequel il affirme que l'aloe vera a la capacité de pallier les effets néfastes des radiations engendrées par la radiothérapie.

Malgré des « découvertes » qui n'ont finalement de « découvertes » que le nom, Creston Collins ouvre toutefois la voie à une multitude de recherches et d'études scientifiques menées à propos de l'aloe vera. Quelques années plus tard seulement, un duo de chercheurs – Chopia et Gosh – identifient plusieurs autres éléments actifs de l'aloe vera (l'aloïne étant connue depuis les travaux de Smih et Stenhouse en 1850) : l'acide chrysophanique (ou anthraquinone), des huiles volatiles ou non, l'émodine...

La porte ouverte à la commercialisation

Des recherches scientifiques jusqu'à la commercialisation de produits « à l'aloe vera », il n'y a qu'un petit pas que les Américains s'empressent de franchir. Dès le lendemain de la Seconde Guerre mondiale, en 1947, l'ingénieur chimiste Rodney Stockton met au point un onguent à base d'aloès, réputé efficace pour traiter les brûlures. Une dizaine d'années plus tard, le pharmacien texan Bill Coats parvient à stabiliser la pulpe fraîche de la plante via un procédé naturel. Il ouvre ainsi la voie à une commercialisation de l'aloe vera à grande échelle. Ce dont les industries cosmétologiques et pharmaceutiques vont pleinement profiter.

Les recherches continuent, les découvertes aussi

La commercialisation d'un nombre sans cesse croissant de produits « à l'aloe vera » n'empêche pas la poursuite des recherches scientifiques qui, dans tous les cas, viennent confirmer le savoir des Anciens et dévoilent de nouveaux attraits de la plante.

Pendant les décennies qui suivent les constats effectués entre autres par Creston Collins, Chopia et Gosh, certains scientifiques déterminent que le gel d'aloès appliqué sur une peau fatiguée retarde ou atténue le vieillissement du derme et la naissance des rides. D'autres mettent en évidence les spectaculaires vertus de réhydratation de l'aloès dont le gel est constitué à 95 % d'eau. Au Japon est découverte la bradykinase : une enzyme responsable des propriétés antidouleur calmantes et cicatrisantes de l'aloe vera.

Vers le milieu des années 1980, des chercheurs canadiens découvrent une molécule active qui possède des propriétés antivirales tout à fait exceptionnelles. Dans l'ex-URSS, le très réputé ophtalmologue Vladimir Petrovitch Filatov (1875 – 1956), originaire d'Odessa, soigne avec succès d'innombrables patients avec des préparations à base d'aloès, partant de la constatation que la plante stimule les foncions physiologiques de l'organisme et augmente considérablement les défenses immunitaires.

En conclusion, on peut reprendre les propos du Dr Max Brandt qui déclare en substance que la thérapeutique à base d'aloès peut être considérée comme un véritable tournant dans la médecine biologique. Elle est très efficace dans les maladies des yeux. Elle augmente en particulier la capacité visuelle et la stabilise. Elle soulage considérablement les personnes atteintes d'asthme. Elle influence positivement toutes les maladies qui ont un rapport quelconque avec les défauts du système immunitaire comme le cancer, la sclérose en plaques ou le sida. Elle renforce considérablement la qualité de vie des personnes âgées. Entre autres...

Côté botanique

Il ressemble à un cactus, mais n'en est pas un ! Même s'il a des épines au bord de ses grandes feuilles, l'aloe vera n'est pas une cactée. Petite page de biologie...

Comme une cactée, mais pas tout à fait

Il ne faut pas se fier à la présence d'épines garnissant le bord de ses grandes feuilles persistantes. Il ne faut pas non plus se laisser tromper par sa ressemblance frappante avec l'agave. Et il ne faut pas plus se laisser induire en erreur par le fait que la plante est capable de stocker une impressionnante quantité d'eau dans ses cellules pour assurer sa survie pendant les sécheresses. S'il ressemble à un cactus, l'aloe vera n'est pourtant pas une cactée. Sur le plan botanique, la plante fait partie de la famille des liliacées. C'est-à-dire – aussi surprenant que cela puisse paraître – la même famille que la tulipe, le lys, la jacinthe ou l'oignon, par exemple.

De la racine à la fleur

Globalement, l'ensemble des aloès sont pourvus d'un système racinaire superficiel : les racines ne s'enfoncent pas profondément dans la terre à la recherche d'eau et de nutriments, mais elles affleurent à la surface du sol. Ces racines s'étendent par ramification. Des racines part la tige de la plante.

Une tige dont l'aspect n'est pas sans évoquer le stipe d'un yucca. Elle est relativement courte (une quarantaine de centimètres environ) pour une plante qui peut tout de même atteindre une taille de plus de 80 cm de haut.

Ce sont cependant les feuilles qui sont les plus intéressantes pour une utilisation de l'aloe vera au quotidien. Tout à la fois très grandes (les plus remarquables d'entre elles dépassent 50 cm de long, 20 cm de large et 4 à 5 cm d'épaisseur), charnues et assez lourdes, elles peuvent être parsemées de petites taches blanchâtres chez les spécimens les plus jeunes. Ces marques ont cependant tendance à disparaître sous l'action du soleil et lorsque la plante prend de l'âge.

Les jolies fleurs jaunes sont caractéristiques de l'aloe vera : les autres aloès ne portent pas des fleurs de cette couleur, mais des fleurs rouges, blanc-vert, orangées... Si les conditions climatiques et environnementales sont favorables, la période de floraison est relativement longue. Elle commence au début du printemps et s'étale jusqu'à la fin du mois de mai.

Disposées en épi au sommet d'une hampe florale sortant du centre de la plante, ces fleurs sont tubulaires et dotées chacune de six étamines.

Un aloe vera, des aloès

Il existe plusieurs centaines d'espèces d'aloès que l'on découvre dans diverses régions du monde. Toutes ne présentent pas le même intérêt thérapeutique et certaines d'entre elles n'en présentent même aucun. Voici les espèces qui restent les plus intéressantes.

L'aloe chinensis et l'aloe alborescens

L'aloe chinensis est depuis longtemps apprécié par les Chinois qui continuent d'ailleurs à l'utiliser dans le cadre de leur très réputée médecine traditionnelle. Quant à l'aloe alborescens, il est plutôt privilégié dans les pays de l'est de l'Europe (Russie...) où il est encore toujours étudié par de nombreux chercheurs et scientifiques. Les propriétés de ces deux plantes sont assez proches de celles de l'aloe vera.

L'aloe socotrina

Originaire, comme son nom l'indique d'ailleurs explicitement, de l'île de Socotra (la plus grande île de l'archipel éponyme, aujourd'hui intégrée au territoire yéménite, qui se situe dans la partie nord-ouest de l'océan Indien, à l'entrée du Golfe d'Aden), l'aloès de Socotra est longtemps resté le plus réputé du monde. Reconnaissable à ses fleurs rouges, il est vendu depuis les rives de la Méditerranée jusqu'aux confins de la Chine. La poudre de cet aloès a longtemps été recherchée aussi bien pour ses propriétés thérapeutiques que pour ses pouvoirs magiques.

L'aloe ferox

L'aloe ferox se reconnaît d'emblée au nombre impressionnant de piquants acérés qu'il arbore. Présentant des propriétés proches de celles de l'aloe vera, cet aloe ferox est surtout employé par les Chinois, les Japonais et les Africains. Il est utilisé pour améliorer le transir intestinal, pour assurer un bon fonctionnement général de l'appareil digestif, pour lutter naturellement contre l'obésité... La plante est également utilisée en cosmétologie et même en cuisine.

L'aloe africana

Également connu sous le nom d'aloe capensis ou aloès du Cap, l'aloe africana est cultivé et exploité par les Hollandais présents dans la région du Cap jusque vers la fin du 19e siècle. À son heure de gloire, c'était l'un des aloès les plus vendus dans le monde.

L'aloe vera

Parmi toutes les variétés d'aloès, l'aloe vera reste le plus connu, le plus apprécié et le plus utilisé de par le monde. Il est employé aussi bien dans le cadre de traitements thérapeutiques « au naturel », que pour des soins de beauté ou pour améliorer le bien-être général de la personne. Dès le 17e siècle, les colonisateurs anglais exploitent à grande échelle l'aloès qui pousse sur l'île antillaise de la Barbade. Il faut attendre le commerce de l'aloès du Cap tenu par les Hollandais pour que l'industrie anglo-antillaise périclite.

La feuille d'aloe vera : plus de deux cents substances actives

Cela peut paraître très surprenant et, pourtant, c'est bel et bien avéré : toutes les principales propriétés et vertus de la plante sont concentrées dans sa partie la plus spectaculaire, les feuilles.

De multiples couches aux textures différentes

Le plus simple, pour se rendre compte de la complexité et de la richesse de la feuille, est de la couper dans son épaisseur.

De l'extérieur vers l'intérieur, on découvre alors trois couches successives :

- **la cuticule** qui représente en quelque sorte la « peau » de la feuille ;

- **la sève** qui circule juste sous la cuticule ;

- **une pulpe** assez épaisse qui se trouve au cœur de la feuille, sous une légère couche cellulosique qui la sépare de la sève. C'est cette pulpe, qui fait songer à une sorte de gel incolore ou légèrement verdâtre, qui contient les principaux principes actifs de la plante.

98 % d'eau, 2 % de principes actifs

La pulpe de l'aloe vera est composée à 98 % d'eau. Elle ne contient donc que 2 % de principes actifs. Cela peut paraître dérisoire, mais il n'en est rien. Ces deux « petits » pourcents recèlent tout de même plus de deux cents précieuses substances actives. Rien moins ! C'est d'ailleurs à cette composition chimique exceptionnelle, voire peut-être unique, que l'aloe vera doit ses remarquables propriétés.

Il est impossible dans le cadre d'un tel ouvrage de passer en revue toutes les substances actives présentes dans la pulpe fraîche d'aloe vera. Il est cependant intéressant d'en mettre certaines en exergue.

- **Des vitamines :** la pulpe fraîche d'aloe vera contient un grand nombre de vitamines différentes. À commencer par la provitamine A (également connue sous le nom de bêtacarotène, la provitamine A est le précurseur de la vitamine A. Cette dernière est essentielle à la production des hormones sexuelles et à celle des globules rouges). La pulpe contient aussi plusieurs vitamines du groupe B (B1, B2, B3, B6, B9 et B12), ainsi que des vitamines C, D et E. Pas toujours très connue, la vitamine B12 est souvent considérée comme la « vitamine du cerveau ». Aussi connue sous le nom de cobalamine, elle est indispensable au bon fonctionnement du cerveau et de l'ensemble du système nerveux. Elle intervient aussi dans le processus de formation du sang. Un déficit en vitamine B12 entraîne une forme d'anémie qui se remarque entre autres par l'augmentation de la taille des globules rouges. La vitamine C combat l'infection, favorise la cicatrisation, maintient la santé de la peau... La vitamine D est liposoluble. Elle intervient dans l'absorption du calcium et du phosphore par les intestins, ainsi que dans leur réabsorption par les reins. Une quantité suffisante de vitamine D est indispensable durant la petite enfance afin d'éviter le rachitisme. Elle pourrait en outre avoir un effet bénéfique dans la lutte contre de nombreuses maladies comme le diabète, certains cancers et même diverses démences. La vitamine E protège la membrane de nombreuses cellules.

• **Des enzymes :** ils ont une fonction très importante car, avant tout, ils protègent l'organisme contre les bactéries et les virus. Ils ont aussi une fonction anti-inflammatoire reconnue. Par ailleurs, ils sont indispensables à la régénération des cellules, stimulent les défenses immunitaires de l'organisme, régulent les fonctions hépatiques et facilitent l'ensemble du processus de digestion.

• **Des minéraux :** la diversité de minéraux présents dans la pulpe fraîche d'aloe vera est impressionnante. On parle ici de sodium, de calcium, de potassium, de sélénium, de lithium, de fer, de zinc, de cuivre, de phosphore, de manganèse et de chlore.

• **Des acides gras essentiels :** ils ont une action anti-inflammatoire reconnue.

• **Des acides aminés :** on dénombre une vingtaine d'acides aminés (ou aminoacides) présents dans la pulpe fraîche d'aloe vera. Citons, entre autres, l'acide glutamique, la proline, l'arginine, l'isoleucine, l'acide aspartique, la tyrosine. Environ la moitié d'entre eux sont des acides aminés essentiels, dont l'organisme a un besoin constant. Parmi les aminoacides essentiels, il faut mentionner la valine, l'isoleucine, la lysine, la méthionine, la thréonine...

• **De l'acide salicylique :** qui a une action antiseptique prouvée.

• **De la cellulose :** sous la forme de fibres végétales, elle contribue de manière active au bon fonctionnement des intestins.

• **De l'anthraquinone :** le nom est peu connu du grand public, mais il s'agit cependant d'une substance fort importante. Cet hydrocarbure aromatique polycyclique et ses différents dérivés naturels possèdent un réel pouvoir thérapeutique. Si cette substance est surtout utilisée comme purgatif ou comme laxatif, elle est aussi analgésique.

• **De la saponine :** si la saponine a la réputation de lutter efficacement contre les virus et les bactéries, elle a aussi une réelle activité tensioactive. Elle peut être utilisée afin d'accroître la perméabilité de macromolécules au travers des membranes cellulaires. Certaines saponines sont utilisées comme adjuvants de vaccins.

• **Du saccharide :** autrefois, ce terme désignait les glucides. Ces derniers fournissent le sucre indispensable à la production d'énergie pour l'organisme. On subdivise les saccharides en deux grandes catégories selon leur nombre de molécules : les monosaccharides (les sucres simples tels que le sucre blanc raffiné industriel) et les polysaccharides (ceux-ci sont composés d'une chaîne de sucres simples. À l'instar du glucose de l'aloès, ils renforcent efficacement le système immunitaire).

• **Des substances végétales secondaires :** la pulpe fraîche d'aloe vera contient, en quantité modérée, plusieurs substances végétales secondaires telles que des tannins, des bioflavonoïdes, de la lignine... Ces substances végétales secondaires assurent un renforcement du système immunitaire de l'organisme, luttent contre les radicaux libres et contribuent à prévenir certains cancers.

En outre, il convient encore de souligner qu'au cours des dernières années, les chercheurs ont découvert de nombreuses autres molécules actives dans l'aloe vera : l'aloemannan et l'acemannan qui renforcent le système immunitaire, l'aloetine qui est un germicide avéré, l'aloemicine qui a une action anti-tumorale intéressante dans le traitement de certaines cellules cancéreuses, l'aloesine qui a une action bactéricide très puissante.

De la bonne utilisation de la feuille d'aloe vera

L'idéal est bien entendu d'utiliser la feuille fraîche d'aloe vera. Très difficile, voire impossible ? Allons donc ! Comme nous le verrons plus loin, l'aloe vera ne se contente pas d'être une plante précieuse pour notre santé et notre bien-être.

Il s'agit aussi d'une plante pleine de bonne volonté qui se cultive facilement dans le jardin, sur un balcon ou même à l'intérieur de l'habitation.

En outre, les magasins spécialisés en produits naturels et les meilleures boutiques bio proposent parfois des feuilles fraîches d'aloe vera. Il est également possible d'en dénicher sur Internet, mais la plus extrême méfiance reste de mise.

Dans ce cas-ci aussi, Internet est capable du meilleur comme du pire et certains sites n'hésitent pas à pratiquer des prix parfois prohibitifs pour des feuilles d'aloe vera d'une fraîcheur douteuse ou qui n'ont de bio que le nom.

Rien ne vaut, donc, le contact direct avec le responsable d'un magasin spécialisé que vous connaissez et que, d'expérience, vous appréciez pour les conseils, le sérieux et la qualité réelle des produits proposés.

Une fois en votre possession, la feuille d'aloe vera se doit d'être conservée dans des conditions optimales. Cette conservation peut aller jusqu'à près de trois mois si les conditions sont favorables.

Idéalement, la feuille doit être conservée entière et à une bonne température (la température ambiante est excellente, ainsi qu'une relative fraîcheur qui ne peut toutefois descendre sous la barre des 5 °C. En-dessous de cette température, la feuille perd immanquablement une bonne part de ses précieux principes actifs).

De la feuille à la pulpe, il existe un procédé d'extraction qui, s'il n'est pas compliqué, doit cependant être précis et suivre quatre étapes incontournables.

Voici donc comment procéder facilement et dans les règles de l'art.

- **Étape 1 :** posez la feuille d'aloe vera sur un plan de travail propre et recouvert d'une feuille de papier absorbant. Une fois la feuille bien positionnée, coupez-la du côté le plus large de façon à obtenir une tranche de 2 ou 3 cm d'épaisseur.

- **Étape 2 :** patientez pendant quelques minutes. L'aloïne (une substance laxative et même très légèrement toxique) doit s'échapper à son rythme de l'épiderme de la feuille. Une fois l'aloïne évacuée, recoupez soigneusement le bout du morceau de feuille d'aloe vera. Coupez à son entame, sur environ 2 millimètres seulement. Cette nouvelle coupe vous permet de vous assurer que toute l'aloïne est bien éliminée.

- **Étape 3 :** coupez enfin la tranche de feuille dont vous avez besoin (généralement, 2 à 3 cm d'épaisseur suffisent amplement). Éliminez soigneusement toutes les épines puis coupez ce morceau de feuille en son milieu, dans le sens de la longueur.

- **Étape 4 :** la pulpe commence alors à se libérer. Saisissez le morceau de feuille d'aloe vera en le tenant par son enveloppe extérieure. Appliquez-le à vif sur la zone à traiter (une plaie à cicatriser, un hématome, les narines afin de décongestionner le nez...).

Quelques précisions et conseils supplémentaires :

• Ne réutilisez jamais un morceau de feuille d'aloe vera. Jetez-le après chaque utilisation unique.

• À raison de trois applications journalières, une feuille d'aloe vera peut être utilisée pendant une douzaine de jours environ.

• Lors de chaque nouvelle coupe, il est important de bien évacuer les résidus d'aloïne (voir l'étape 2), sachant qu'une mince couche d'aloïne se forme après chaque coupe.

Priorité au bio

Aujourd'hui, face au légitime engouement des consommateurs pour l'aloe vera, on trouve de plus en plus de produits dits « à l'aloe vera » : produits de bien-être, produits alimentaires, produits cosmétiques, médicaments et compléments alimentaires...

Sans devenir paranoïaque, il faut tout de même se rendre compte que ces produits ne présentent pas le même intérêt. En caricaturant un minimum, on pourrait même affirmer sans risque de se tromper que, pour la plupart, ils ne présentent pas le moindre intérêt. En la matière, comme toujours, le pire côtoie malheureusement le meilleur. Et une indispensable méfiance reste de mise.

Des proportions dérisoires et sans le moindre effet

Constatant l'intérêt toujours croissant du public pour l'aloe vera, plusieurs secteurs industriels ont découvert comme par enchantement qu'il serait bon d'intégrer de l'aloe vera dans certains de leurs produits. Un exemple frappant ? L'industrie pharmaceutique, pourtant entièrement inféodée au tout chimique, propose aujourd'hui divers produits « à l'aloe vera », une plante que cette même industrie traitait avec dédain de « remède de bonne femme » il n'y a encore que quelques années.

Souci du bien-être et de la santé des consommateurs ? Prise de conscience des centres d'intérêt du public ?

Allons donc !

Ces industriels de l'agroalimentaire, de la pharmacie ou de la cosmétique ont simplement flairé un filon prometteur et encore plus juteux qu'un morceau de feuille d'aloe vera. Souvent proposés à des prix prohibitifs, l'immense majorité de ces produits dits « à l'aloe vera » ne présente aucun intérêt réel. Leur niveau qualitatif est loin de correspondre aux légitimes attentes des consommateurs piégés par des politiques marketings et des campagnes publicitaires particulièrement agressives.

Le fait qu'un packaging soit soigneusement étudié par des professionnels, le fait qu'un emballage comporte en gros caractères les mentions « contient de l'aloe vera » ou « à l'aloe vera » ne signifie rien.

Et certainement pas que le produit concerné contient des quantités réellement utiles d'aloe vera. Ces mentions ne servent qu'à abuser le public et à camoufler le fait que les quantités d'aloe vera utilisées sont si infimes, si dérisoires, qu'il est totalement impossible qu'elles aient le moindre effet bénéfique pour le consommateur.

Pire encore : présent en quantités insignifiantes, l'aloe vera est mélangé à tellement de substances chimiques douteuses, voire dangereuses pour la santé, que l'éventuel effet bénéfique de la plante est complètement annulé par ces substances chimiques présentes en masse dans le produit. Dans ces conditions, il est impossible à l'aloe vera de faire profiter le consommateur de ses indéniables vertus et bienfaits.

Bref, les produits dits « à l'aloe vera » ne sont, dans l'immense majorité des cas, que des coups marketing douteux qui jouent avant tout sur la crédulité et le manque d'information d'un public qui, pourtant et à raison, est de plus en plus attaché à son bien-être et à sa santé.

Si les pratiques de l'industrie pharmaceutique sont souvent très douteuses, celles de l'industrie cosmétique et de l'industrie agroalimentaire ne le sont pas moins.

La preuve par l'exemple

L'industrie cosmétique ne fait guère mieux que l'industrie pharmaceutique. Pour nombre de produits, la cosmétologie industrielle utilise un procédé de séchage ou d'épaississement des composants afin d'obtenir des poudres ou des concentrés. Concrètement, cela implique que, le plus souvent, un produit dit « à l'aloe vera » ne contient que 1 ou 2 % d'aloès pour près de 20 % d'émulsifiants, conservateurs et additifs chimiques, stabilisateurs chimiques, parfums de synthèse... et d'environ 80 % d'eau.

Malgré les publicités tapageuses et les résultats des pseudo-« études scientifiques » commanditées en direct ou en sous-main par les industriels, il est totalement erroné de croire – sur base de ces pourcentages – que l'infime proportion d'aloe vera puisse avoir un effet réel quelconque.

Pas mieux du côté de l'industrie agroalimentaire qui, il est vrai, est une habituée des scandales. Dans le commerce, on trouve désormais un choix relativement large de produits dits « à l'aloe vera ».

Notamment des préparations lactées, des yaourts... Problème : sauf nouveauté, aucun de ces produits ne mentionne explicitement si le « goût aloe vera » est donné par un arôme naturel (ce qui serait un moindre mal) ou par un vulgaire arôme artificiel.

Et quand bien même... Même s'il s'agit d'un arôme naturel, il est pour le moins improbable qu'après la transformation et le traitement du produit alimentaire en vue de sa conservation, il y reste encore le moindre soupçon de principe actif de la plante. Tout juste, peut-être, une très vague saveur décelée avec une immense bonne volonté. Bref, il ne s'agit au final que de produits en trompe-l'œil qui ne présentent que des intérêts nutritionnels et gustatifs très faibles. Quant aux bénéfices que l'on peut vouloir légitimement tirer de la présence de l'aloe vera : inutile de rêver !

Du (vrai) bio sinon rien !

Face aux agissements des industriels de l'agroalimentaire, de la cosmétique ou de la pharmacie, agissements qui incitent au minimum à la plus grande prudence, il est essentiel de ne donner la priorité qu'aux produits « à l'aloe vera » qui bénéficient d'une labellisation biologique. En donnant bien sûr la préférence aux labels et aux organismes certificateurs reconnus, sérieux et fiables tels qu'AB-Agriculture Biologique, Ecocert... et quelques autres encore.

Méfiance, par contre, pour les produits qui n'affichent que le label bio européen. Taillé sur mesure pour les industriels, le label européen (représenté par une feuille verte) autorise les contaminations OGM, ce qui va bien entendu à l'encontre de l'esprit (et de l'innocuité) du bio.

Méfiance aussi pour le label « IASC – International Aloe Scientific Council ». Derrière cette dénomination pompeuse qui tente vainement de se donner une caution scientifique se dissimule un label trompeur auto-décerné par certains fabricants de produits

« à l'aloe vera » qui se labellisent ainsi eux-mêmes. Ce qui est certain, c'est que ce label ne garantit pas la qualité du produit. Il ne garantit pas non plus l'absence d'anthraquinones, pas plus que l'origine biologique véritable de l'aloès. Enfin, il ne garantit pas plus la qualité et le sérieux du processus de fabrication (type d'extraction et de stabilisation de la pulpe d'aloe vera...) ou la teneur en aloès.

Reste que les produits réellement biologiques posent parfois un autre problème : leur prix d'achat qui, dans certains cas, peut être dissuasif. Est-ce pour autant une raison de se priver des propriétés et attraits de l'aloe vera ? Pas du tout ! Les produits « faits maison », souvent confectionnés au fur et à mesure des besoins avec des composants de base rigoureusement sélectionnés, permettent de profiter des propriétés de la plante de manière aussi facile et amusante qu'efficace et économique.

Les modes d'utilisation de l'aloe vera

En-dehors des préparations « maison » qui restent le plus souvent à privilégier (contrôle total de la qualité des ingrédients sélectionnés, facilité de réalisation, économies à l'achat et à l'utilisation, possibilité de confectionner les produits en fonction des besoins réels...), l'aloe vera se trouve sous différentes formes dans le commerce. Gel et jus d'aloe vera sont les deux principaux modes d'utilisation de la plante. Mais ils ne sont pas les seuls...

Un gel qui n'en est pas vraiment un

Utilisé de manière courante, le gel d'aloe vera... n'est pas tout à fait un gel. Pour être tout à fait précis, il convient plutôt d'évoquer un jus brut stabilisé et épaissi parfois jusqu'à quarante fois. Ce sont surtout les propriétés physiques spécifiques de ce jus qui lui permettent d'être qualifié de gel. Qu'il s'agisse d'une utilisation cosmétique ou thérapeutique, peu importe : ce gel ne convient que pour les usages externes.

Un jus ou des jus ?

On évoque souvent « le » jus d'aloe vera alors qu'il faudrait plutôt parler « des jus ». De l'un à l'autre, la texture générale, l'aspect et même la saveur peuvent considérablement varier. Ils sont en effet intimement liés aux techniques culturales imposées à la plante, aux procédés de fabrication ainsi qu'aux techniques de conservation.

Une huile en usage externe

L'huile d'aloe vera est réalisée à base de pulpe d'aloès à laquelle est adjointe un corps gras. Celui-ci permet aux principes actifs de se diffuser de manière optimale dans les tissus. Le plus souvent, on utilise de l'huile de bardane ou de l'huile de sésame.

La première distille de forts sentiments anti-inflammatoires et apaisants. Elle peut être utilisée en cas d'irritation de la peau ou de douleurs articulaires. Massée sur le cuir chevelu, elle élimine les pellicules, revitalise le bulbe pileux, renforce les cheveux, élimine les démangeaisons et les irritations. À titre anecdotique, l'huile de bardane peut aussi être utilisée comme un condiment et elle donne alors à l'alimentation une saveur délicatement herbacée.

Très appréciée en cuisine, la seconde est hydratante et nourrissante. Elle sait prendre soin des peaux les plus fragiles. Tonifiante, cette huile végétale est très utilisée dans le cadre des massages ayurvédiques.

Une crème peu attractive

La crème d'aloe vera est souvent un amalgame de gel d'aloe vera, d'émulsifiants, de parfums (dans la plupart des cas, il s'agit de parfums de synthèse) et de substances grasses. Très difficile à réaliser, la crème d'aloe vera a fréquemment une texture assez désagréable (elle est souvent gluante et savonneuse) et n'est généralement pas parfaitement absorbée par la peau.

Les autres modes d'utilisation

Parfois plus confidentiels, d'autres modes d'utilisation de l'aloe vera existent aussi.

La teinture mêle de la pulpe fraîche d'aloe vera et de l'alcool à 70°. Vu sa forte teneur en alcool (jusqu'à dix parts d'alcool pour une seule part de pulpe d'aloe vera), elle est déconseillée aux personnes qui ont une peau sensible.

Les sprays à l'aloe vera permettent de soulager certaines douleurs : petite blessure, légère brûlure...

Également disponibles sur le marché, les capsules à l'aloe vera n'ont pas de véritable intérêt. Du fait de leur procédé de fabrication qui dénature le gel d'aloe vera servant de base, elles ne contiennent quasiment aucun principe actif. En tout cas, pas assez de principes actifs que pour être réellement efficaces.

Pour le visage ou pour le corps, les laits à base d'aloe vera sont en principe moins gras que les crèmes et sont donc plus faciles et plus agréables d'utilisation.

Usages thérapeutiques, cosmétiques...

Depuis les époques les plus lointaines, l'aloe vera fait partie de la pharmacopée naturelle et traditionnelle. Si la plante est indispensable à la pharmacie familiale, elle l'est aussi au moment de privilégier son bien-être, de réaliser des cosmétiques « maisons » ou même de soigner ses animaux de compagnie.

Une vraie plante médicinale

Grâce à ses nombreux principes actifs, l'aloe vera se positionne comme une plante médicinale hors pair et comme un allié particulièrement précieux pour la santé. C'est ainsi que l'aloe vera est préconisé, en usage interne ou externe selon les cas, pour une série d'affections.

- **Les affections du foie :** l'aloe vera améliore les fonctions hépatiques et est recommandé dans le cadre de la prévention de la cirrhose du foie. L'aloe vera se positionne comme une sorte « d'antidote » à la surconsommation d'alcool.

- **Les yeux :** l'aloe vera a un effet bénéfique reconnu dans l'hygiène et la prophylaxie des yeux, et notamment des yeux fragiles.

- **Les dermatoses :** qu'il s'agisse de boutons de fièvre, de psoriasis, d'eczéma, d'herpès, de séborrhée, de mycoses..., peu importe. L'aloe vera est un allié précieux dans le cadre du traitement de problèmes dermatologiques.

• **Les allergies :** la pulpe fraîche d'aloe vera permet de lutter naturellement contre les piqûres d'insectes et les démangeaisons d'origine allergique.

• **L'arthrite, l'arthrose... :** les douleurs rhumatismales et arthritiques peuvent être réellement soulagées grâce à des bains d'aloès. Des massages réalisés avec des onguents à base d'aloès sont également bénéfiques. Il a aussi été constaté que des cures intensives de jus d'aloès sont précieuses dans le cas d'une arthrose chronique.

• **Le diabète :** cette affection qui, de type I ou de type II, touche de plus en plus de personnes à travers le monde, est en passe de devenir l'un des grands fléaux du 21e siècle. Dans l'état actuel des choses, la médecine classique et la pharmacopée chimique ne peuvent pas grand-chose de réellement efficace et concret. En complément d'une alimentation saine et équilibrée et d'une bonne hygiène de vie, l'aloe vera peut s'avérer très efficace en combinant un traitement interne (jus d'aloe vera) et externe (applications locales sur les plaies, ulcères... causés par les problèmes circulatoires directement liés au diabète).

• **La tuberculose :** depuis la nuit des temps, l'aloe vera fait partie des remèdes traditionnels permettant de lutter contre la tuberculose. Entre autres via des cures de jus frais d'aloe vera et des inhalations de la vapeur de feuilles bouillies d'aloès.

• **Les bronchites et l'asthme :** la toux et les problèmes respiratoires induits par une bronchite ou par l'asthme peuvent être traités par des vaporisations ou des inhalations à base d'aloe vera. Par ailleurs, le jus d'aloe vera peut également traiter les bronchites chroniques et soulager les personnes souffrant d'asthme.

• **Les douleurs articulaires :** en freinant le dépôt de calcium dans les tissus, l'aloe vera soulage les douleurs articulaires.

• **Les brûlures :** l'action de l'aloe vera est, ici, spectaculaire ! L'aloe vera est capable de traiter très efficacement les petites brûlures du quotidien, mais également les grands brûlés, comme l'ont d'ailleurs déjà expérimenté plusieurs centres spécialisés à travers le monde (et notamment le Centre des grands brûlés de Chicago, USA). Il est aussi important de souligner que l'aloe vera traite tous les types de brûlures : celles causées par le feu, bien entendu, mais aussi celles provoquées par le froid extrême, le soleil, l'eau bouillante, les radiations... La plante a aussi l'avantage de cumuler les effets bénéfiques : elle soulage efficacement la douleur, empêche les infections, évite nombre de complications et participe à la régénération des tissus (notamment les tissus irradiés).

• **Les difficultés digestives :** protection de l'organisme contre les ulcères gastriques, optimalisation du transit intestinal, élimination des difficultés digestives sont quelques-uns des principaux effets bénéfiques de l'aloe vera sur l'estomac et les intestins.

• **Le cancer et le sida :** à ce jour, la plupart des recherches menées restent expérimentales, mais elles n'en demeurent pas moins prometteuses. Il a déjà été déterminé de manière irréfutable que l'aloe vera renforce – de manière naturelle et sans le moindre effet secondaire dangereux pour la santé – les défenses immunitaires de l'organisme. Partant de là, nombre de recherches portent sur les effets bénéfiques que pourrait avoir l'aloe vera sur les malades atteints du sida ou d'un cancer. À ce stade, et sur base des résultats obtenus actuellement, il n'est pas encore possible de déposer des conclusions définitives. Il semble toutefois que l'aloe vera pourrait être d'une aide très efficace dans les deux cas. Affaire à suivre...

Par ailleurs, l'aloe vera a aussi fait ses preuves dans le domaine spécifique de la médecine sportive. L'aloe vera fait une fois de plus la preuve de son efficacité dans le cadre du traitement des ampoules, des odeurs de transpiration, des entorses ou foulures, des irritations de la plante des pieds, des déboîtements, des lumbagos... Dans un premier temps, l'aloe vera atténue la douleur grâce à ses propriétés analgésiques et calmantes, puis la plante fait bénéficier le sportif de ses vertus énergétiques et reconstituantes.

« Miroir, dis-moi qui est la plus belle... grâce à l'aloe vera »

Réputé pour ses vertus médicinales et ses usages thérapeutiques, l'aloe vera est aussi un allié précieux dans le cadre de l'hygiène corporelle et des soins de beauté. Riche en vitamines et en minéraux, l'aloe vera a la réputation d'être astringent, humidifiant, pénétrant...

Il protège la peau contre les attaques quotidiennes de la pollution (pollution urbaine, pollution agricole, pollution nucléaire...), assouplit la peau, permet de combattre les rides et les disgracieux points noirs, élimine les cellules mortes de la peau, protège de la brûlure des rayons du soleil, traite l'acné et les irritations cutanées, facilite la régénération des tissus fatigués...

L'aloe vera est aussi indiqué pour certains soins de la bouche : sous la forme de bains de bouche à réaliser quotidiennement en alternance avec un dentifrice de qualité, il aide à maintenir les gencives saines, protège les dents du tartre et des caries.

Enfin l'aloe vera se positionne aussi comme un partenaire de choix pour les cheveux et le cuir chevelu. Pellicules, chute des cheveux, revitalisation des cheveux ternes ou fatigués... peuvent être traités à l'aloe vera.

Pour les animaux aussi !

Selon certains spécialistes de la médecine vétérinaire parmi les plus réputés au monde, l'aloe vera est l'un des « ... traitements aux propriétés les plus universelles... ».

De plus en plus d'éleveurs respectueux de l'environnement, des animaux, de la qualité des produits et des consommateurs tournent résolument le dos aux aberrants élevages intensifs – dégradants pour les animaux et leurs exploitants, pollueurs, gaspilleurs de précieuses ressources (l'eau, par exemple) – pour privilégier des élevages traditionnels où la qualité de vie de l'animal (et donc, forcément, la qualité de sa viande, de ses œufs, de son lait...) est une véritable priorité. Privilégiant la vraie qualité plutôt que le rendement à n'importe quel prix, l'élevage écobiologique utilise – entre autres – l'aloe vera pour combattre efficacement et naturellement certaines maladies animales. Les résultats obtenus sont surprenants, ils sont en tout cas encourageants. L'aloe vera a une action bactéricide avérée, tout en étant d'une totale innocuité pour les animaux. Par ailleurs, l'aloe vera fait aussi profiter les animaux de ses propriétés anti-inflammatoires, fongicides et virulicides.

Certains vétérinaires, inféodés à l'industrie pharmacochimique, ont voulu jeter la suspicion sur l'aloe vera en tentant de faire croire que les résultats obtenus n'étaient en réalité que des effets placebos.

C'est bien entendu aussi ridicule que mensonger. Contrairement aux humains, les animaux ne connaissent pas l'effet placebo. Les formidables résultats obtenus grâce à l'aloe vera sont donc bien réels. Comme le prouve à suffisance une expérience déjà riche en la matière, les vaches, les porcs, les chats, les poissons, les chevaux, les oiseaux... peuvent donc – en fonction des affections et sous la supervision d'un vétérinaire au fait de la bonne utilisation de la plante – être soignés avec de l'aloe vera.

Cultiver un aloe vera chez soi

En fonction des conditions environnementales et climatiques, il est intéressant (et amusant !) de planter et de cultiver un aloe vera chez soi. Dans le jardin, sur la terrasse ou même à l'intérieur de la maison.

Dans le jardin ou à l'intérieur de la maison ?

Avant toute chose, il faut savoir que l'aloe vera est une plante tropicale et subtropicale. Si vous habitez une région méridionale bénéficiant d'un ensoleillement généreux et de températures optimales, il n'y a aucune raison de vous priver de planter un aloe vera dans le jardin. À condition d'offrir à la plante un emplacement profitant à la fois de chaleur et d'un relatif ombrage (elle n'apprécie que très modérément le soleil direct et brûlant).

Par contre, si vous habitez une région plus septentrionale où le climat est rigoureux (la plante redoute les fortes gelées et le froid rigoureux), mieux vaut envisager une culture en pot et l'installation de la plante à l'intérieur de l'habitation. Ce qui est d'autant plus facile que ce type de culture lui convient fort bien. Bien sûr, un aloe vera en pot ne se développera pas aussi rapidement que s'il était installé en pleine terre mais, avec un minimum de soins et d'attention, le résultat sera à la hauteur de vos espérances.

Une bonne terre et de l'eau « juste ce qu'il faut »

L'aloe vera n'est pas une plante particulièrement exigeante : un mélange à parts égales de terreau (éventuellement un terreau « spécial cactus ») et de sable lui convient très bien. L'important est que cette terre soit bien drainée. Ce drainage peut être facilité et optimisé par l'incorporation de petites billes d'argile concassées au fond du trou de plantation.

Une fois par mois, offrez à la plante une légère dose d'engrais intégrée à l'eau d'arrosage. Donnez toujours la préférence à un engrais certifié bio, surtout si vous réservez la plante à des fins thérapeutiques ou si vous comptez l'utiliser pour confectionner des produits de beauté « maison ».

Les apports d'eau sont également très importants, même s'ils doivent rester modérés. La terre ne doit certes jamais être trop sèche, mais les arrosages ne doivent pas être trop abondants non plus. Tout est une question de juste dosage et de bon équilibre. Les arrosages peuvent être plus espacés ou moins abondants en hiver, quand la plante est en période de repos.

Une plante résistante, mais...

Bonne nouvelle : globalement, l'aloe vera est une plante résistante aux maladies et aux attaques de ravageurs. Cependant, comme aucune plante n'est à l'abri d'un problème, autant connaître ses éventuels « ennemis » et les solutions à adopter.

Les principales maladies qui peuvent affecter l'aloe vera sont les brûlures et la pourriture des racines. Dans le premier cas, vous serez alerté par l'apparition de taches de brûlure sur les feuilles. Cela signifie certainement que la plante a été exposée à un soudain excès de luminosité. La solution : déplacez-la vers un endroit plus ombragé. Dans le second cas, la pourriture des racines (qui peut se propager aux tiges) est souvent due à un excès d'humidité ou à une température trop élevée. Déplacez la plante vers une zone moins chaude et/ou limitez les arrosages.

L'aloe vera peut être la cible des attaques de ravageurs et de parasites. Les principaux d'entre eux peuvent être combattus de manière écologique.

- **Les pucerons :** souvent de couleur verte ou noire, rassemblés en groupes plus ou moins importants, ils sont faciles à éliminer à l'aide d'un insecticide bio. Tout aussi efficace et nettement moins cher : une pulvérisation d'eau vinaigrée sur les feuilles.

- **Les pucerons lanigères :** leur présence se remarque par l'apparition de fines petites toiles blanches à la surface des feuilles. Pour les contrer, diluez dans l'eau d'arrosage un insecticide systémique bio et traitez immédiatement.

• **Les pucerons des racines :** ils s'attaquent aux racines de la plante et leur présence est donc difficile à détecter. Comme ils aspirent le suc de la plante, celle-ci a rapidement tendance à dépérir. Le traitement est identique à celui visant les pucerons lanigères.

• **Les escargots :** ceux-ci ne s'attaquent qu'aux feuilles des plantes installées au jardin. Inutile de les tuer, il suffit de les éloigner. Quelques gousses d'ail fraîches épluchées et coupées en deux, disposées au pied de la plante, sont dissuasives. Ainsi que des rondelles d'oignon qui font un excellent répulsif également.

• **Les araignées rouges :** elles sont minuscules et tissent des petites toiles blanchâtres similaires à celles laissées par les pucerons lanigères. Un insecticide bio spécifique est le seul moyen de les éliminer.

Cinq questions / réponses à propos de l'aloe vera

1. Quels sont les principaux atouts de l'aloe vera ?

Sans revenir sur ses nombreuses propriétés utiles dans le cadre d'un traitement thérapeutique, de l'hygiène corporelle quotidienne ou des soins de beauté, l'aloe vera présente trois atouts essentiels :

- dans le cadre d'une utilisation correcte, la plante ne présente aucune toxicité connue ;

- toujours dans le cadre d'une bonne utilisation, la plante ne présente aucune contre-indication médicale majeure. À de rarissimes exceptions près, elle n'entre en tout cas pas en conflit ou en concurrence avec d'éventuelles médications chimiques ;

- l'aloe vera fait partie intégrante des plantes adaptogènes. Ces plantes permettent de lutter contre les effets désastreux du stress, de simuler les indispensables défenses immunitaires, de procurer une très agréable sensation de bien-être général et d'augmenter la vitalité générale de l'organisme.

2. Existe-t-il des restrictions d'utilisation ?

En pratique, il n'existe qu'une seule véritable restriction d'utilisation : les laxatifs à base d'aloïne ne doivent pas être pris pendant une trop longue période. Utilisés trop longtemps, ils peuvent même induire un certain déficit en potassium ou une relative paresse intestinale. L'aloïne est également déconseillée en cas d'occlusion intestinale, de maladie inflammatoire des intestins, d'appendicite chronique ou de maladie de Crohn. Le gel et le latex ne doivent pas être pris en même temps que des plantes à effet laxatif, hypoglycémiant ou hypercholestérolémiant.

3. La femme enceinte peut-elle utiliser de l'aloe vera ?

En principe, sur base d'une utilisation correcte et raisonnée, l'aloe vera ne pose absolument aucun problème durant la grossesse. C'est d'autant plus vrai que, selon de nombreux spécialistes dont Bill Coats, l'aloe vera est une plante « ... dont le niveau de toxicité est inférieur à celui de l'eau du robinet... ». De tous temps, l'humanité a cherché à soulager les troubles et problèmes liés à la grossesse. Pendant des centaines, voire des milliers d'années, elle n'a eu pour ce faire que ce que Dame Nature lui procurait avec une rare générosité. C'est là que la femme enceinte trouvait aide et réconfort. Dans cette pharmacopée naturelle, l'aloès a toujours fait figure de plante providentielle, ce que ne cesse d'ailleurs de confirmer la science « moderne ». En outre, l'aloe vera permet de prévenir les vergetures liées à la grossesse, à condition d'utiliser un gel d'aloe vera pur à 99,99 %. Cependant, pour adhérer au principe de précaution, certains médecins et plusieurs fabricants de produits « à l'aloe vera » déconseillent l'utilisation de la plante chez la femme enceinte.

4. L'aloe vera est-il bon pour l'enfant ?

À tire de précaution, on déconseille généralement les traitements à base d'aloe vera chez les jeunes enfants en-dessous de 12 ans.

5. L'aloe vera est-il un traitement efficace contre l'obésité ?

Le bon sens populaire l'avait déjà constaté. De nombreuses nouvelles études menées dans plusieurs universités à travers le monde le confirment aujourd'hui : la pulpe extraite de la feuille de l'aloe vera est un très efficace régulateur naturel de l'appétit, mais aussi des fonctions digestives. Une cure prolongée de pulpe fraîche d'aloe vera permet d'inhiber la faim, d'enrayer la boulimie et d'instiller une perte de poids chez la personne obèse sans pour autant créer de carence.

CHAPITRE 2

SANTE & BIEN-ÊTRE

Abcès

Ce qu'il vous faut :

- 1 feuille d'aloe vera
- 2 ou 3 gouttes d'huile végétale bio

Comment procéder :

Si vous avez un abcès, la feuille d'aloe vera associée à de l'huile végétale est vraiment efficace.

Coupez une tranche épaisse d'environ 1,5 à 2 cm dans la feuille d'aloe vera.

Versez sur la pulpe 2 à 3 gouttes d'une huile végétale bio. Ensuite, passez délicatement celle-ci sur l'abcès.

Pour une efficacité maximale, répétez cette opération chaque jour, à raison de deux fois par jour, jusqu'à disparition de l'abcès.

L'info en plus :

Vous n'avez pas toujours une feuille d'aloe vera fraîche sous la main. Ce n'est pas un problème. Vous pouvez aussi utiliser du jus d'aloe vera. Versez-en un peu sur un morceau de coton, puis passez celui-ci sur l'abcès. Ne réutilisez jamais le morceau de coton, utilisez-en un nouveau à chaque application. Répétez cette opération chaque jour, à raison de deux fois par jour, jusqu'à disparition de l'abcès.

Allergie

Ce qu'il vous faut :

- jus d'aloe vera

Comment procéder :

Il est particulièrement difficile et pas toujours très efficace de traiter une allergie par les moyens proposés par la pharmacopée chimique. La plupart du temps, les médicaments conventionnels se contentent de masquer les effets des allergies sans s'attaquer aux causes réelles. Par contre, l'aloe vera peut s'avérer plus sain que les médications chimiques et très efficace.

Dans une immense majorité des cas, l'aloe vera est à même de diminuer, voire parfois de supprimer, la sensibilité aux allergènes. L'idéal est de débuter une cure de jus d'aloe vera en buvant 2 cl de jus chaque jour, à raison de deux prises quotidiennes. Après une semaine, il est possible d'augmenter petit à petit la dose en buvant la même quantité de jus, mais trois fois par jour.

Ce traitement doit être poursuivi jusqu'à ce que vous constatiez une diminution de la sensibilité aux allergènes. Dès que vous constatez une amélioration, vous pouvez passer à un traitement plus léger : buvez chaque jour 1,5 cl de jus d'aloe vera, à raison de deux prises quotidiennes.

L'info en plus :

Le constat est indéniable : les allergies touchent de plus en plus de personnes. En fonction de chaque personne, les allergènes responsables des troubles peuvent considérablement varier : le pollen est souvent montré du doigt, mais il est loin d'être le seul. On peut aussi évoquer la pollution urbaine et industrielle, les champs électromagnétiques, divers métaux (nickel...), les squames des animaux domestiques... Sans oublier les nombreux allergènes alimentaires : le lait de vache, les noix, le sésame, le sulfite utilisé comme agent de conservation (notamment pour le vin)... Encore faut-il savoir que l'on ne parle pas d'une allergie, mais d'une grande diversité d'allergies. Sous ce même terme, on retrouve un grand nombre de réactions qui peuvent toucher diverses zones du corps : les voies respiratoires, les yeux, la peau, le système digestif... Certains spécialistes attribuent la progression fulgurante et alarmante des allergies à deux phénomènes. D'une part, il y a la perméabilité des muqueuses ou, à tout le moins, la trop grande perméabilité des muqueuses (respiratoires, buccales...), voire une modification de la flore intestinale qui laisserait passer certains allergènes dans le sang. Une autre théorie, qui recueille aujourd'hui beaucoup de suffrages, se rapporte à l'hypothèse hygiéniste. Le fait de vivre et d'évoluer dans un environnement de plus en plus aseptisé expliquerait à lui seul une bonne partie de l'augmentation des allergies au cours des dernières décennies.

Ampoule

Ce qu'il vous faut :

• gel d'aloe vera

Comment procéder :

Rien de plus simple : pour désinfecter une ampoule crevée, il suffit d'appliquer dessus une compresse légèrement imbibée de gel d'aloe vera. Le tour est joué !

L'info en plus :

Comme les ampoules aux pieds, les ampoules aux mains résultent d'un frottement longuement répété et il s'agit donc de brûlures mécaniques. Si, aux pieds, des chaussures inadaptées sont généralement tenues pour responsables, aux mains, par contre, les ampoules sont souvent la conséquence d'une activité physique inhabituelle : séance sportive, bricolage, jardinage...

Si la cause de l'ampoule ne semble pas bien définie, un avis médical peut être intéressant, car il existe certaines maladies de la peau, dont plusieurs maladies graves, dont l'un des symptômes est justement la formation de bulles similaires à des ampoules bénignes.

La prévention passe par le port de protections : par exemple des gants pour bricoler ou jardiner.

Anémie

Ce qu'il vous faut :

- jus d'aloe vera

Comment procéder :

Vous souffrez d'un manque d'énergie ?
Vous avez le teint pâle ?
Vous souffrez de vertiges ?
Il y a de fortes chances pour que vous ayez de l'anémie.

Le jus d'aloe vera peut vous apporter une aide naturelle et efficace. Le traitement à suivre : buvez tous les jours 2 cl de jus d'aloe vera, à raison de deux prises quotidiennes.

Une semaine après le début de ce traitement, passez à la vitesse supérieure : chaque jour, buvez 2 cl de jus d'aloe vera, à raison de trois prises quotidiennes.

L'info en plus :

Les principaux symptômes de l'anémie sont la perte de poids, le manque d'appétit, l'asthénie (ou fatigue intense), la fatigue musculaire, la tachycardie et des palpitations, une pâleur prononcée… Il faut faire attention car, en s'aggravant, une anémie peut notamment entraîner une accélération du rythme cardiaque.

Angoisse

Ce qu'il vous faut :

- pulpe d'aloe vera

Comment procéder :

Vous êtes sujet aux angoisses ?

Songez à l'aloe vera pour vous venir en aide.

Dès que vous constatez que les premiers symptômes apparaissent, prenez chaque jour 2 cuillères à soupe de pulpe fraîche d'aloe vera diluée dans un peu d'eau. Pour une efficacité optimale, effectuez une prise avant chaque repas (matin, midi et soir).

L'efficacité de ce traitement peut varier d'une personne à l'autre, en fonction du degré d'angoisse et de la situation personnelle de la personne.

Aphte

Ce qu'il vous faut :

- jus d'aloe verra

Comment procéder :

Une cure d'aloe vera permet de lutter efficacement contre les aphtes. Tous les jours, buvez 5 cl de jus d'aloe vera, à raison de trois prises quotidiennes. Attention : vous ne devez surtout pas avaler le jus d'aloe vera immédiatement. Utilisez-le comme un bain de bouche classique. Effectuez ce traitement, de préférence, après vous être brossé les dents.

L'info en plus :

Pour accroître l'efficacité de ce traitement, vous pouvez également masser délicatement les zones à traiter avec un morceau de feuille fraîche d'aloe vera coupé en deux. Dans la majorité des cas, les aphtes sont plus dérangeants que réellement dangereux. Ce sont des petites ulcérations qui apparaissent au niveau de la bouche (souvent sur la face intérieure des joues, sous ou sur la langue, voire sur les gencives) et qui se présentent comme une érosion de la muqueuse. La plupart du temps, ils apparaissent et disparaissent de manière spontanée. Ils surviennent suite à une micro-blessure infligée par un os de volaille, les dents d'une fourchette... ou après s'être involontairement mordu la joue. Ils disparaissent de la même manière après une dizaine de jours environ. Certains aliments ont la réputation de favoriser leur apparition, notamment les noix et le chocolat.

Artériosclérose

Ce qu'il vous faut :

- jus d'aloe vera

Comment procéder :

Si vous souffrez d'artériosclérose, prenez chaque jour 2 cl de jus d'aloe vera, à raison de deux prises quotidiennes. Si ce traitement est réellement efficace, son effet est cependant dépendant de plusieurs facteurs. Notamment votre comportement au quotidien : type d'alimentation, tabagisme... S'il s'avère insuffisant, vous pouvez sans problème « doper » le traitement en passant à trois prises quotidiennes. Il faut cependant bien se rendre compte que ce traitement ne se montre efficace que sur le long terme : compter cinq à six semaines de traitement avant de commencer à constater les premiers résultats encourageants.

L'info en plus :

L'artériosclérose est une dégénérescence lente et progressive des artères. Concrètement, cela se traduit par un durcissement des artères, un épaississement et une calcification de leurs parois et un rétrécissement du diamètre des vaisseaux. Touchant généralement plus les hommes que les femmes, l'artériosclérose est aggravée par diverses circonstances qui sont autant de facteurs de risque : la sédentarité, l'hypertension artérielle, l'obésité, le tabagisme, l'excès de mauvais cholestérol... sans oublier certains facteurs génétiques.

Arthrite

Ce qu'il vous faut :

- 1 morceau de feuille fraîche d'aloe vera
- quelques gouttes d'huile de sésame noir

Comment procéder :

Un massage des articulations douloureuses avec un morceau de feuille fraîche d'aloe vera (côte pulpe) est efficace pour soulager les douleurs arthritiques.

Avant de procéder à ce massage, n'oubliez pas de verser quelques petites gouttes d'huile de sésame noir sur l'aloe vera.

L'info en plus :

L'arthrite est une inflammation des articulations. Ce qui n'a rien à voir avec l'arthrose qui est une maladie articulaire dégénérative. L'huile de sésame est de plus en plus appréciée en cuisine : elle apporte aux préparations une note d'exotisme et des parfums d'Asie qui ravissent les gourmets les plus exigeants.

Cela dit, cette huile peut aussi devenir un allié-santé de grande valeur, à condition qu'elle soit certifiée bio et que sa méthode d'extraction ait été respectueuse du produit. L'huile de sésame est majoritairement composée d'acides gras insaturés : elle contient 40 % d'acide oléique (mono-insaturé) et 40 % d'acide linoléique ou oméga-6 (polyinsaturé). Elle est aussi riche en fibres, en protéines, en vitamines (dont la vitamine E) et en sels minéraux. Elle contient encore de la sésamine et de la lécithine : deux antioxydants naturels favorables dans la constitution des cellules nerveuses et cérébrales. Ces caractéristiques font de l'huile de sésame un produit tout indiqué pour prévenir nombre de maladies cardiovasculaires.

D'autre part, son fort taux d'acides gras insaturés permet de réguler le rapport favorable entre bon et mauvais cholestérol. De plus, l'interaction sésamine / vitamine E est aussi bénéfique pour la santé : elle favorise le maintien de la vitamine E dans l'organisme et permet donc de réellement profiter de ses propriétés (prévention de certains cancers et de maladies cardiovasculaires).

Parmi les autres propriétés thérapeutiques de l'huile de sésame, il faut notamment mentionner le traitement de la constipation ponctuelle, le traitement des douleurs articulaires et rhumatismales, la stimulation de la mémoire, le traitement de nombreux problèmes dermatologiques (adoucissement de la peau irritée ou déshydratée, atténuation des démangeaisons, traitement des pellicules...), la détoxification du foie...

Une seule précaution mais d'importance : le sésame sous toutes ses formes est à déconseiller aux personnes allergiques aux fruits et noix à coque.

Asthme

Ce qu'il vous faut :

- jus d'aloe vera

Comment procéder :

Pour prévenir les crises d'asthme, buvez chaque jour 1 cl de jus d'aloe vera, à raison d'une seule prise quotidienne.

Vous pouvez par la suite augmenter progressivement la dose journalière en passant à 2,5 cl de jus d'aloe vera.

L'info en plus :

Si, malgré ce traitement préventif, une crise d'asthme survient, vous pouvez en apaiser les effets en appliquant sur la poitrine des compresses imprégnées de jus d'aloe vera. Elles ont un réel effet apaisant.

Ballonnements

Ce qu'il vous faut :

- jus d'aloe vera

Comment procéder :

Une cure de jus d'aloe vera sera bénéfique si vous souffrez régulièrement de ballonnements.

Chaque jour, prenez trois prises de 2,5 cl de jus d'aloe vera chacune, jusqu'à amélioration de votre état.

L'info en plus :

Les causes des ballonnements sont aussi nombreuses que diversifiées. On peut mentionner la présence de certains champignons ou de bactéries dans l'intestin. On peut aussi évoquer une carence en acides biliaires ou en enzymes digestifs. Mais il ne faut pas négliger le rôle néfaste de certains produits alimentaires industriels trop riches en gluten.

Blessure

Ce qu'il vous faut :

- pulpe d'aloe vera

Comment procéder :

Pour favoriser une bonne guérison et une meilleure cicatrisation après une blessure et l'éventuelle pose de points de suture, n'oubliez pas d'appliquer régulièrement sur la cicatrice de la pulpe fraîche d'aloe vera.

L'info en plus :

Le résultat sera tout aussi satisfaisant si vous appliquez du jus d'aloe vera.

Bouton de fièvre

Ce qu'il vous faut :

- 1 morceau de feuille fraîche d'aloe vera

Comment procéder :

Si un bouton de fièvre pointe le bout de son nez, soignez-le et faites-le disparaître grâce à l'aloe vera. Passez sur le bouton un morceau de feuille fraîche d'aloe vera coupée en deux. Procédez de cette manière deux fois par jour, jusqu'à guérison complète.

L'info en plus :

Les boutons de fièvre, que l'on connaît parfois sous l'appellation de « feu sauvage », sont causés par un virus connu sous le nom de « herpès simplex type 1 ». Ils apparaissent en principe surtout sur les lèvres et, s'ils sont fortement contagieux, ils ne sont pas véritablement dangereux. Les principaux facteurs déclencheurs des boutons de fièvre sont une fièvre due à l'une ou l'autre infection, un coup de soleil, une vive tension morale ou physique, une irritation physique des lèvres (suite à une visite chez le dentiste, par exemple), les menstruations ou un temps assez froid. Il est à noter que le virus responsable, herpès simplex type 1, ne disparaît jamais totalement, si bien que les boutons de fièvre peuvent réapparaître plus tard, en fonction des circonstances et de l'apparition des facteurs déclencheurs. Une bonne nouvelle cependant : ils laissent rarement des cicatrices.

Brûlure

Ce qu'il vous faut :

- 1 morceau de feuille fraîche d'aloe vera

Comment procéder :

Vous venez de vous brûler ? Coupez tout de suite une feuille d'aloe vera le plus près possible de la tige de la plante.

Découpez-y ensuite une tranche d'environ 2 centimètres, puis recoupez-la en deux par le milieu.

Passez plusieurs fois les morceaux de feuille d'aloe vera sur la brûlure, en la recouvrant bien de pulpe. Soulagement garanti !

L'info en plus :

L'utilisation de l'aloe vera en cas de brûlure (même du deuxième ou du troisième degré, selon les spécialistes) est intéressante à plus d'un titre. D'une part, l'aloe vera joue formidablement bien son rôle d'anti-inflammatoire naturel.

D'autre part, la plante a une réelle action réfrigérante qui procure un soulagement concret. Une précaution : en fonction de la gravité de la brûlure, il peut être utile de consulter un médecin compétent.

Brûlures d'estomac

Ce qu'il vous faut :

- pulpe d'aloe vera

Comment procéder :

Vous êtes sujet aux brûlures d'estomac ? Chaque jour, buvez une cuillerée à soupe de pulpe fraîche d'aloe vera diluée dans un verre d'eau, à raison de plusieurs prises quotidiennes. Pour une réelle efficacité, poursuivez ce traitement sans interruption pendant six semaines.

L'info en plus :

Les brûlures d'estomac sont habituellement causées par une inflammation des muqueuses de l'œsophage et de l'estomac. Une trop forte acidité dans l'estomac, de mauvaises habitudes alimentaires (avec un excès d'aliments gras ou frits), une lésion des tissus tapissant l'estomac, un reflux transitoire du contenu gastrique acide vers l'œsophage, une consommation régulière de tabac ou d'alcool, une forte consommation de caféine et de sodas à la caféine sont autant de facteurs qui peuvent causer ou aggraver les brûlures d'estomac. L'obésité, le stress et l'utilisation de certaines médications chimiques peuvent aussi être des éléments aggravants. Deux conseils pour prévenir les brûlures d'estomac : privilégier de bonnes habitudes alimentaires mettant en avant la cuisson à la vapeur, les légumes secs… et ne jamais se coucher juste après un repas.

Cicatrisation

Ce qu'il vous faut :

- 1 morceau de feuille fraîche d'aloe vera

Comment procéder :

Pour atténuer, voire faire complètement disparaître une cicatrice récente, massez chaque jour la zone à traiter avec un morceau de feuille fraîche d'aloe vera coupée en deux en son milieu.

Ce traitement, à répéter plusieurs fois par jour jusqu'à amélioration sensible, permet une cicatrisation plus rapide.

En outre, grâce à l'aloe vera, la cicatrice reprendra progressivement la couleur de la peau environnante, ce qui diminue le risque de marque.

Conjonctivite

Ce qu'il vous faut :

pulpe fraîche d'aloe vera

Comment procéder :

En cas de conjonctivite, écrasez un peu de pulpe fraîche d'aloe vera, puis appliquez-la sur une œillère pour bains d'œil (disponible en pharmacie). Positionnez ensuite cette œillère sur l'œil à soigner en veillant à ce qu'il soit complètement recouvert, puis inclinez légèrement la tête vers l'arrière. Une fois l'œillère bien en place, clignez plusieurs fois des yeux. Quand l'œil est ouvert, faites bouger le globe oculaire en tous sens. N'hésitez pas à répéter ce traitement chaque jour, à raison de deux à trois fois par jour, jusqu'à guérison.

L'info en plus :

Ne réutilisez jamais la même pulpe écrasée. À chaque traitement, utilisez de la pulpe fraîche écrasée à l'instant même. Autre précaution essentielle : l'œil doit être débarrassé de tout maquillage avant d'appliquer l'œillère. La conjonctivite est une inflammation de la conjonctive, c'est-à-dire la membrane qui recouvre la partie blanche de l'œil et l'intérieur de la paupière. Cette membrane comporte de petits vaisseaux sanguins dont le volume augmente lorsque la conjonctive est irritée. L'élargissement des vaisseaux sanguins cause la rougeur de l'œil. Les virus et les bactéries sont le plus souvent à l'origine de la conjonctivite, mais une allergie, la lumière ultraviolette, des produits chimiques ou des irritants environnementaux peuvent également provoquer ce trouble. La conjonctivite virale est une infection provoquée par les mêmes virus qui entraînent souvent le rhume. Ces virus sont très contagieux. La conjonctivite bactérienne est provoquée par divers types de bactéries et est également contagieuse. Son traitement nécessite habituellement l'administration d'un onguent ou de gouttes antibiotiques dans les yeux pendant une courte période. La conjonctivite allergique n'est pas contagieuse. Elle apparaît généralement au printemps, durant l'été et au début de l'automne, le plus souvent déclenchée par une exposition à l'herbe ou au pollen de végétaux. Les personnes allergiques aux animaux ou aux acariens dans la poussière peuvent être atteintes toute l'année. La conjonctivite chimique ou irritative n'est pas contagieuse et est provoquée par une exposition à divers irritants, notamment le chlore utilisé dans les piscines, les solutions pour verres de contact, les cosmétiques, les corps étrangers, des blessures à l'œil, une lumière intense (par exemple les reflets sur la neige), la fumée…

Les principaux symptômes de la conjonctivite sont une sensation de brûlure, d'égratignure ou d'abrasion, des écoulements semblables à du pus, une rougeur, une sensibilité à la lumière et un larmoiement.

Coup de soleil

Ce qu'il vous faut :

- 1 morceau de feuille fraîche d'aloe vera
- huile de sésame noir

Comment procéder :

Si vous êtes inconditionnel des longues séances de bronzage en bord de piscine ou sur la plage, voici un moyen simple, naturel et efficace pour prévenir les coups de soleil : frottez votre peau avec un morceau de feuille fraîche d'aloe vera coupée par son milieu.

Avant de passer le morceau de feuille sur votre peau, versez sur celui-ci quelques gouttes d'huile de sésame noir. Cela renforcera encore votre protection naturelle.

L'info en plus :

L'une des meilleures manières de prévenir les coups de soleil est de ne pas trop s'exposer et d'éviter les longues séances de « bronzette ». Néanmoins, si vous êtes inconditionnel du genre, n'oubliez pas de bien hydrater votre peau avant de vous installer.

Brûlure induite par les rayons ultraviolets (UV), le coup de soleil se traduit, entre autres, par une peau rouge et douloureuse. Sa gravité est fonction du type de peau, de la durée et de l'intensité de l'exposition aux rayons UV, ainsi que de la localisation du problème.

Survenant seulement quelques heures après l'exposition, le coup de soleil disparaît en principe dans les jours qui suivent en provoquant une desquamation (la peau « pèle ») ainsi qu'une zone dépigmentée.

En cas de coup de soleil, la première chose à faire est de se réfugier à l'ombre et d'éviter toute exposition. Boire de l'eau en abondance est aussi à recommander afin d'éviter toute déshydratation.

Pendant les deux jours qui suivent, si les douleurs deviennent intenables ou si une fièvre apparaît, un avis médical est à solliciter. Pour éviter le coup de soleil, l'application d'une crème véritablement protectrice, de qualité biologique, est à conseiller.

Ces applications doivent être modulées en fonction de la sensibilité de la peau, de l'exposition aux rayons ultraviolets et de leur intensité. Les heures de plus fort ensoleillement (généralement entre 12 et 15 ou 16 heures) sont à éviter par les personnes les plus sensibles.

Courbatures

Ce qu'il vous faut :

- 1 morceau de feuille fraîche d'aloe vera
- huile de sésame noir

Comment procéder :

Pour soulager la douleur provoquée par des courbatures, frictionnez les zones concernées avec un morceau de feuille fraîche d'aloe vera coupé en deux par son milieu et imprégné de quelques gouttes d'huile de sésame noir.

L'info en plus :

L'aloe vera a ici une double action, tout à la fois anti-inflammatoire et antalgique. Les causes de courbatures ne manquent pas : du bricolage ou du jardinage, une séance sportive particulièrement soutenue précédée peut-être par un manque d'échauffement, un effort intense, une mauvaise grippe... voire tout simplement l'âge.

La plupart du temps sans gravité, les courbatures surviennent entre 24 et 48 heures après un effort physique intense ou, à tout le moins, assez inhabituel. Elles disparaissent d'elles-mêmes après quelques jours, en fonction de l'effort fourni et de la constitution de la personne concernée. Les courbatures peuvent aussi avoir une origine virale. En cas de grippe ou d'hépatite, notamment.

Cystite

Ce qu'il vous faut :

- pulpe d'aloe vera

Comment procéder :

Chaque jour, à raison de trois fois par jour (juste avant les repas du matin, du midi et du soir), buvez un verre d'eau dans lequel vous aurez préalablement dilué deux cuillerées à soupe de pulpe fraîche d'aloe vera.

L'info en plus :

L'action anti-inflammatoire de l'aloe vera est ici particulièrement intéressante. Si vous êtes sujet aux cystites, vous pouvez utiliser l'aloe vera en cure tout au long de l'année.

Pour chaque cure d'environ six semaines ininterrompues, buvez chaque jour, à raison de trois fois par jour, un verre d'eau dans lequel vous aurez dilué une cuillerée à soupe de pulpe fraîche d'aloe vera. La cystite est une inflammation de la vessie, généralement d'origine bactérienne. Mais elle peut aussi être causée par ce que l'on appelle un agent toxique : de la radiothérapie ou un traitement anticancéreux, par exemple. La cystite est plus répandue chez les femmes car celles-ci ont un urètre court, ce qui accroît les risques d'infections urinaires.

Défenses immunitaires

Ce qu'il vous faut :

- jus d'aloe vera

Comment procéder :

Pour renforcer naturellement vos défenses immunitaires, prévoyez une cure de jus d'aloe vera.

Pendant plusieurs semaines, buvez chaque jour, trois fois par jour, 2 cl de jus d'aloe vera.

L'info en plus :

Cette cure de jus d'aloe vera est encore plus intéressante à la fin de l'été, quand les journées deviennent plus fraîches et plus humides.

Démangeaisons

Ce qu'il vous faut :

- 1morceau de feuille fraîche d'aloe vera
- huile de bardane

Comment procéder :

Pour calmer des démangeaisons désagréables, versez un peu d'huile de bardane sur la zone à traiter, puis étalez-y un morceau de feuille fraîche d'aloe vera coupée en deux par son milieu.

L'info en plus :

Une alternative intéressante : appliquez sur la zone à soulager des compresses imbibées de jus d'aloe vera. Laissez-les en place pendant dix minutes environ. L'huile de bardane a une action anti-inflammatoire et apaisante.

Elle peut être utilisée en cas d'irritation de la peau ou de douleurs articulaires. Massée sur le cuir chevelu, elle élimine les pellicules, revitalise le bulbe pileux, renforce les cheveux, élimine les démangeaisons et les irritations : appliquez le soir, en massant le cuir chevelu et les cheveux.

Eczéma

Ce qu'il vous faut :

- 1 morceau de feuille fraîche d'aloe vera
- huile de sésame noir

Comment procéder :

Passez simplement sur les plaques d'eczéma un morceau de feuille fraîche d'aloe vera coupé par son milieu et imprégné de quelques gouttes d'huile de sésame noir.

L'info en plus :

Autre possibilité tout aussi efficace : appliquez une compresse imprégnée de jus d'aloe vera. Maintenez-la en place pendant dix minutes. Poursuivez ce traitement chaque jour, plusieurs fois par jour, jusqu'à soulagement. Changez de compresse après chaque usage.

L'eczéma est une maladie de la peau qui est en pleine expansion. Parmi toutes les maladies de la peau, l'eczéma est la plus répandue, motivant à elle seule près du tiers des consultations dermatologiques en France.

Dans les pays industrialisés, soumis à une très forte pollution générale, l'eczéma touche entre deux et dix pourcents des adultes, mais jusqu'à trente pourcents des enfants. La forte proportion d'enfants touchés est causée par un changement des habitudes alimentaires des nourrissons, de plus en plus soumis à une mauvaise alimentation industrielle (petits pots industriels, bouillies industrielles...) et, donc, aux allergènes alimentaires.

D'une manière générale, l'eczéma est une inflammation non contagieuse de la peau accompagnée de rougeurs, de squames et de démangeaisons. Les personnes qui y sont sensibles peuvent connaître des « poussées d'eczéma » au cours desquelles les symptômes s'aggravent, ces périodes plus difficiles étant entrecoupées de périodes de rémission.

Selon le type d'eczéma (atopique, séborrhéique ou dermatite de contact), les symptômes peuvent perdurer pendant seulement une à deux semaines ou se prolonger pendant plusieurs années. Il n'existe pas, à l'heure actuelle, de véritable consensus médical sur d'éventuelles mesures préventives.

On sait toutefois que, pour atténuer les crises, il est préférable d'éviter certains aliments (les arachides, le blé, le lait de vache, de chèvre et de jument, les poissons, crustacés et mollusques, le blanc d'œuf, le chocolat...), d'éviter tout stress et de limiter l'exposition aux différents allergènes.

Entorse

Ce qu'il vous faut :

- gel d'aloe vera
- glace

Comment procéder :

Une seule manière de procéder : appliquez de la glace à l'endroit douloureux. Puis effectuez des applications répétées de gel d'aloe vera. Cela va apaiser la douleur et favoriser la guérison.

L'info en plus :

Le traitement est similaire pour une foulure.

Fatigue

Ce qu'il vous faut :

- jus d'aloe vera

Comment procéder :

Apparemment sans raison particulière, vous vous sentez vidé, fourbu, lessivé, crevé. Bref, fatigué. Si cette fatigue n'a pas une maladie pour origine, vous pouvez vous fier à l'aloe vera pour vous donner un petit « coup de fouet ». Chaque jour, à raison de trois fois par jour, buvez 2 cl de jus d'aloe vera jusqu'à ce que vous ayez retrouvé la pleine forme.

Fièvre

Ce qu'il vous faut :

- pulpe d'aloe vera

Comment procéder :

Pas difficile de faire tomber la fièvre !

Pour y arriver de manière naturelle, buvez chaque jour, à raison de trois fois par jour (avant chaque repas), un verre d'eau dans lequel vous aurez dilué deux cuillerées à soupe de pulpe fraîche d'aloe vera.

Poursuivez ce traitement jusqu'à disparition de la fièvre.

Foie

Ce qu'il vous faut :

- jus d'aloe vera

Comment procéder :

Une cure de jus d'aloe vera est à recommander pour régénérer le foie.

L'idéal est même de s'astreindre à deux cures annuelles : l'une au printemps et l'autre à l'automne.

Au cours de chaque cure, d'une durée de six semaines à chaque fois, buvez chaque jour 2 cl de jus d'aloe vera.

L'info en plus :

D'un poids d'à peu près 1,5 kg chez l'adulte, traversé par 1,5 litre de sang par minute, le foie est la plus grande glande de tout l'organisme. C'est aussi l'une des plus importantes.

Situé essentiellement à droite de la cavité abdominale, il aide l'organisme à digérer les graisses en sécrétant de la bile qui se déverse dans le duodénum.

Il détruit aussi les globules rouges, synthétise l'urée afin d'excréter les déchets azotés, produit le fibrinogène utilisé dans le processus de coagulation du sang, stocke le glycogène, intervient dans le métabolisme et le stockage des vitamines, et produit des substances protectrices et antitoxiques : c'est lui qui va capturer, transformer et rendre inoffensifs les toxiques auxquels vous pouvez être exposés en mangeant, en buvant ou en respirant.

Les affections pouvant nuire au bon fonctionnement du foie sont nombreuses et peuvent être causées par une exposition à des toxiques (notamment l'alcool), par des virus (comme ceux de l'hépatite C et de l'hépatite B), par des anomalies génétiques, par des désordres métaboliques ou par certaines maladies cancéreuses.

Les troubles du foie peuvent se manifester par différents symptômes, souvent indirects : fatigue, manque d'énergie, troubles rénaux et/ou sexuels, jaunisse, augmentation anormale du volume de l'abdomen...

Gastrite

Ce qu'il vous faut :

- jus d'aloe vera

Comment procéder :

Faites confiance au jus d'aloe vera pour soigner votre gastrite ! Chaque jour, à raison de trois fois par jour, buvez 3 cl de jus d'aloe vera, jusqu'à amélioration de votre état.

L'info en plus :

La muqueuse de l'estomac agit à la manière d'une barrière protectrice de la paroi de l'estomac. Sans elle, la paroi de l'estomac serait vite attaquée par les sécrétions acides produites par la digestion, ou par d'autres substances irritantes qui provoqueraient des ulcères. Mais il arrive aussi que la muqueuse elle-même soit irritée, sans que la paroi soit touchée. On parle alors de gastrite. Celle-ci peut être aiguë et se manifester soudainement, ou être chronique et évoluer lentement sur plusieurs années. La gastrite aiguë se manifeste par des brûlures d'estomac et des douleurs dans le haut de l'abdomen. Ces symptômes sont souvent plus intenses après les repas. Certaines personnes peuvent aussi avoir des nausées et perdre l'appétit. La gastrite chronique s'accompagne parfois de brûlures ou de douleurs à l'estomac, mais elle peut se développer longtemps et insidieusement sans présenter d'autre signe qu'une légère perte d'appétit.

Gelures

Ce qu'il vous faut :

- pulpe d'aloe vera
- huile d'avocat

Comment procéder :

Pour soigner au mieux des gelures, confectionnez une préparation à base de pulpe fraîche d'aloe vera et d'huile d'avocat, sur la base de 2/3 d'aloe vera pour 1/3 d'huile d'avocat.

Massez ensuite les zones à traiter avec cette préparation.

Répétez ce petit traitement plusieurs fois par jour, jusqu'à amélioration de votre état.

L'info en plus :

Se manifestant surtout aux extrémités du corps (les mains et les pieds), les gelures sont la plupart du temps relativement bénignes, même si elles restent toujours embêtantes. Dans les cas extrêmes cependant, elles peuvent induire la gangrène. Elles sont donc toujours à prendre au sérieux, aussi bien dans un légitime souci de confort que pour des raisons de santé. Une précision : cette préparation ne se conserve pas. Il faut la préparer chaque matin, en une quantité variant en fonction de vos besoins.

Gingivite

Ce qu'il vous faut :

- jus d'aloe vera

Comment procéder :

Effectuez des bains de bouche à l'aloe vera : buvez 1,5 cl de jus d'aloe vera, à raison de trois fois par jour.

Avant d'avaler, utilisez ce jus comme un bain de bouche plus classique, en vous rinçant bien la bouche pendant au moins 30 secondes, de manière à bien imprégner l'ensemble des tissus.

Procédez ainsi chaque jour, jusqu'à guérison complète.

L'info en plus :

Pour une efficacité maximale, brossez-vous les dents avant d'effectuer ce bain de bouche.

Goutte

Ce qu'il vous faut :

• jus d'aloe vera

Comment procéder :

En cas de crise de goutte, buvez chaque jour, à raison de trois fois par jour, 2,5 cl de jus d'aloe vera, jusqu'à soulagement. Attention : seul, le jus d'aloe vera ne parviendra pas à combattre la goutte. Il est indispensable de modifier vos habitudes alimentaires et de vous astreindre à pratiquer une activité physique.

L'info en plus :

La goutte primitive (qui peut évoluer en goutte chronique) est causée par un excès d'acide urique dans le sang. Elle se manifeste par une crise d'arthrite aiguë (la « crise de goutte »), par des dépôts de cristaux d'urate dans des zones sous-cutanées et par une atteinte rénale.

Dans 90% des cas, c'est une maladie masculine, la première attaque se produisant habituellement vers l'âge de 35 ans. Chez la femme, elle n'apparaît qu'après la ménopause. Sédentarité, obésité, alcoolisme, facteurs alimentaires... jouent un rôle favorisant.

La crise de goutte survient brutalement en pleine nuit chez un homme jeune. L'articulation de prédilection est le gros orteil, mais la cheville ou le genou peuvent être touchés. En cours de crise, l'articulation est enflammée : elle est rouge, chaude, augmente de volume et devient douloureuse. Au matin, la crise se calme. La répétition des crises chaque nuit constitue l'accès de goutte. Au début, les crises sont espacées, puis elles se rapprochent et les articulations commencent à être atteintes.

Le traitement passe par du repos au lit (avec un arceau afin d'éviter le poids des draps), une cure de diurèse supérieure à deux litres par jour de boissons et la suppression formelle de toutes les boissons alcoolisées.

Grippe

Ce qu'il vous faut :

- jus d'aloe vera

Comment procéder :

Le jus d'aloe vera vous permettra de combattre la grippe tout en favorisant le processus de guérison.

Si vous êtes atteint de la grippe, buvez chaque jour, à raison de deux fois par jour, 2 cl de jus d'aloe vera, jusqu'à amélioration de votre état.

Hématome

Ce qu'il vous faut :

- pulpe d'aloe vera

Comment procéder :

Rien ne vaut la pulpe d'aloe vera pour accélérer la guérison d'un hématome. Il suffit de l'appliquer sur la zone à soigner.

Hémorroïdes

Ce qu'il vous faut :

- pulpe d'aloe vera
- huile végétale

Comment procéder :

Effectuez des applications localisées de pulpe fraîche d'aloe vera mélangée à un peu d'huile végétale pour soulager la douleur causée par des hémorroïdes.

Dans une feuille fraîche d'aloe vera, coupez une tranche d'environ deux centimètres d'épaisseur et retirez-en la pulpe.

Faites-la ensuite macérer pendant quelques minutes dans de l'huile végétale, puis écrasez et mélangez à la fourchette.

Appliquez aussitôt sur les zones à traiter, le soir, avant d'aller dormir. Procédez ainsi chaque jour, jusqu'à guérison.

L'info en plus :

Préparez un mélange frais chaque jour.

Jambes lourdes

Ce qu'il vous faut :

- 1 morceau de feuille fraîche d'aloe vera
- huile d'aveline

Comment procéder :

Si vous avez les jambes lourdes, massez vos jambes avec un morceau de feuille fraîche d'aloe vera coupé par son milieu et imbibé de quelques gouttes d'huile d'aveline.

L'info en plus :

Extraite des graines du noisetier Corylus avellana, l'huile d'aveline possède une couleur jaune ambrée et est agréablement parfumée. Ses qualités sont similaires à celles de l'huile d'amandes douces avec, en plus, un pouvoir de pénétration supérieur. Appliquée sur la peau, elle pénètre vite et ne laisse pas d'impression de gras.

Elle contient des vitamines A et E ainsi que des acides gras insaturés. Conseillée pour la toilette des bébés, elle se révèle remarquable pour désincruster l'épiderme et le débarrasser de ses points noirs (peaux grasses). Elle est recommandée pour les peaux sensibles ou couperosées en raison de ses propriétés protectrices, nutritives, assouplissantes, hydratantes et raffermissantes. Un seul... « point noir » : elle rancit facilement.

Mal de tête

Ce qu'il vous faut :

• jus d'aloe vera

Comment procéder :

En cas de mal de tête, appliquez une compresse imbibée de jus d'aloe vera sur le front et les tempes.

Laissez agir pendant une bonne dizaine de minutes, jusqu'à ce que vous sentiez un soulagement.

L'info en plus :

Ce traitement est très efficace si le mal de tête est provoqué par des changements de pression atmosphérique. Attention : une migraine n'est pas un mal de tête et inversement.

On parle de migraine lorsque les éléments suivants sont réunis à plusieurs occasions : la durée de la crise oscille entre 4 et 72 heures, la localisation est unilatérale (d'un côté de la tête), la douleur est pulsatile (ça « tape » dans la tête), elle est aggravée par l'effort physique et certains symptômes associés peuvent apparaître (nausées, vomissements, sensibilité au bruit et/ou à la lumière…).

Muqueuse nasale

Ce qu'il vous faut :

- pulpe d'aloe vera

Comment procéder :

En cas de rhume ou de sinusite notamment, il est important de bien décongestionner la muqueuse nasale.

Pour cela, frottez chaque jour, plusieurs fois par jour, l'intérieur des narines avec un peu de pulpe fraîche d'aloe vera.

Névralgie

Ce qu'il vous faut :

- jus d'aloe vera

Comment procéder :

Une compresse imbibée de jus d'aloe vera pour faire disparaître de désagréables névralgies. Appliquez-la pendant dix minutes sur les zones à traiter.

L'info en plus :

Autre possibilité, toujours à base d'aloe vera : buvez chaque jour, à raison de deux fois par jour, 2 cl de jus d'aloe vera, jusqu'à guérison. La névralgie se caractérise par une douleur spontanée ou provoquée par une lésion ou une irritation. Cette douleur est localisée sur le trajet d'un nerf, au niveau de ses racines, qui le rattachent au système nerveux central, ou dans la zone qu'il innerve.

La névralgie progresse généralement par crises, avec quelque fois la persistance d'un fond douloureux entre deux crises. Il existe différentes névralgies, l'une des plus connues étant la névralgie faciale. La localisation de la douleur est imprécise, diffuse, continue. Elle ressemble à une brûlure et s'accompagne de troubles vasomoteurs.

Très connue et répandue, la névralgie cervicobrachiale rhumatismale touche surtout les femmes autour de 50 ans. La racine nerveuse est comprimée contre la vertèbre et le disque intervertébral au niveau des lésions d'arthrose cervicale. Dans ce cas, la crise est parfois précédée de signes précurseurs (mal au cou, torticolis, raideur douloureuse de la nuque...). Le début de la crise est progressif. La douleur est très vive, mécanique et inflammatoire. Elle est souvent aggravée lorsque la patiente se couche. Des irradiations de la douleur vers la poitrine sont fréquentes.

Otite

Ce qu'il vous faut :

- jus d'aloe vera

Comment procéder :

Pour soigner une otite, imprégnez un petit tampon d'ouate avec du jus d'aloe vera, puis introduisez-le dans le conduit auditif. Maintenez en place et laissez agir le produit pendant dix minutes environ. N'hésitez pas à renouveler ce traitement chaque jour, plusieurs fois par jour, jusqu'à guérison.

L'info en plus :

On estime qu'avant leur troisième anniversaire, près des deux tiers des enfants auront au moins eu une otite. L'un des principaux facteurs provoquant l'apparition des otites chez les jeunes enfants encore non scolarisés est le tabagisme familial. Il est désormais avéré qu'au-delà de vingt cigarettes quotidiennes par adulte, les jeunes enfants présentent un risque d'otite augmenté de 45%. L'accumulation de « pièges à poussière » (vieux matelas, moquettes…) et un air trop sec en hiver sont des facteurs aggravants. Enfin, il faut souligner le fait que les enfants mis en crèches souffrent de plus d'otites aigües (et aussi de beaucoup plus de sévères bronchites) que les enfants gardés à domicile : le risque pour les enfants mis en crèches est huit fois plus élevé pour les deux affections.

Pied d'athlète

Ce qu'il vous faut :

- jus d'aloe vera

Comment procéder :

Chaque année, ce sont environ 10 millions de Français qui souffrent du « pied d'athlète ». Une affection qu'il est possible de soigner en tamponnant avec délicatesse les zones à traiter avec un morceau d'ouate imbibé de jus d'aloe vera. Procédez plusieurs fois par jour. Poursuivez le traitement jusqu'à ce que vous constatiez une nette amélioration de votre état.

L'info en plus :

Le jus d'aloe vera peut éventuellement être remplacé par de la pulpe fraîche d'aloe vera. Procédez de la même manière. On l'appelle familièrement « pied d'athlète ». Les médecins préfèrent parler de «dermatophytose des pieds ». Cette affection, relativement bénine dans la majorité des cas, est causée par un champignon qui apprécie l'humidité, la chaleur et l'obscurité. Il « attaque » surtout la peau située entre les orteils mais, dans des cas plus rares, il peut aussi se loger dans les plis de l'aine ou sous les aisselles. Certains facteurs favorisent son développement, notamment une mauvaise hygiène corporelle, mais aussi des chaussures en plastique, en vinyle, ou trop serrées. Le fait de marcher pieds nus sur des planchers en bois mouillés (vestiaires sportifs, douches...) favorise aussi leur apparition.

Piqûre d'insecte

Ce qu'il vous faut :

- pulpe d'aloe vera

Comment procéder :

Vous voulez vous prémunir contre les désagréables piqûres d'insectes ?

Avant de partir en promenade à la campagne ou avant de vous installer au jardin ou sur la terrasse, enduisez votre peau de pulpe fraîche d'aloe vera.

Cette pulpe fraîche empêche les démangeaisons et l'apparition de rougeurs.

L'info en plus :

Pour soigner une piqûre d'insecte, vous pouvez aussi faire confiance à l'aloe vera. Détachez une feuille d'aloe vera de la plante, coupez-en un morceau et passez le côté pulpe sur les piqûres. Vous constaterez qu'un film protecteur apparaît de manière quasi instantanée.

Plaie superficielle

Ce qu'il vous faut :

- pulpe d'aloe vera

Comment procéder :

Pour soigner une plaie superficielle, il vous suffit de l'enduire de pulpe d'aloe vera.

La blessure se refermera quasiment en un clin d'œil.

L'info en plus :

Cette astuce est également valable pour arrêter les saignements. La plante soigne rapidement ses propres plaies, les refermant de manière spontanée en un temps record. Souvent même en moins d'une demi-heure. Généreuse, elle agit de même avec les petites plaies que nous nous infligeons parfois.

Problème gastro-intestinal

Ce qu'il vous faut :

- jus d'aloe vera

Comment procéder :

Ballonnements, aigreurs, problèmes digestifs...

Un seul remède : boire chaque jour, à raison de trois fois par jour, 2 cl de jus d'aloe vera, jusqu'à soulagement.

Psoriasis

Ce qu'il vous faut :

- jus d'aloe vera
- 1 morceau de feuille fraîche d'aloe vera

Comment procéder :

Un problème, un traitement et deux méthodes complémentaires. D'une part, buvez chaque jour, à raison de trois fois par jour, 1,5 cl de jus d'aloe vera, en passant progressivement à 2 cl, toujours à raison de trois fois par jour.

D'autre part, passez aussi plusieurs fois par jour un morceau de feuille fraîche d'aloe vera sur les zones à traiter.

L'info en plus :
On connaît fort mal l'origine précise du psoriasis. Tout juste sait-on actuellement qu'il s'agit d'une maladie de la peau partiellement d'origine génétique et qu'elle touche de 1 à 3 % de la population.

Dans sa forme la plus bénigne, le psoriasis se concentre sur le cuir chevelu, les mains et les pieds, les ongles, les genoux et les coudes. Dans sa forme la plus grave, il peut s'étendre à la totalité du corps.

Comme son origine, ses causes précises demeurent aujourd'hui encore inconnues. Les scientifiques estiment que l'environnement et l'alimentation peuvent jouer un rôle important, de même que le stress ou la prise de certains médicaments (les bêtabloquants sont souvent montrés du doigt) qui peuvent favoriser les « poussées » de psoriasis.

Outre son effet franchement inesthétique, le psoriasis a également d'autres influences sur la vie courante et la santé : ainsi, les porteurs de psoriasis auraient une tendance plus marquée à l'infarctus du myocarde (cette tendance augmentant avec l'ampleur du psoriasis).

Refroidissement

Ce qu'il vous faut :

- jus d'aloe vera

Comment procéder :

Pour qu'un simple refroidissement ne vire pas au rhume ou ne se transforme pas en grippe, il faut le traiter immédiatement et de manière efficace.

L'aloe vera est idéal pour cela. Buvez chaque jour, à raison de trois fois par jour, 2 cl de jus d'aloe vera, jusqu'à ce que les symptômes disparaissent.

À ce moment, poursuivez le traitement en modifiant les doses : buvez chaque jour, à raison de deux fois par jour seulement, 2,5 cl de jus d'aloe vera. Poursuivez ainsi pendant un mois, sans interruption.

Rhumatismes

Ce qu'il vous faut :

- pulpe d'aloe vera

Comment procéder :

Vous souffrez de rhumatismes ?

Pour atténuer les douleurs, frictionnez régulièrement les zones à traiter avec de la pulpe fraîche d'aloe vera.

Cela vous soulagera efficacement et naturellement.

L'info en plus :

Un Français sur trois souffre de rhumatismes. Outre les traitements médicamenteux ou chirurgicaux, quelques conseils d'hygiène de vie peuvent contribuer à prévenir et à mieux vivre avec des rhumatismes.

Ainsi, apprenez à gérer votre stress, à lutter contre l'embonpoint (pour soulager les articulations) et tournez le dos au tabagisme (parmi tous ses méfaits, le tabac a des effets nocifs sur les rhumatismes articulaires).

Rhume

Ce qu'il vous faut :

- 1 morceau de feuille fraîche d'aloe vera

Comment procéder :

Vous avez un rhume ?

Pas besoin de courir jusqu'à la pharmacie pour y dépenser des fortunes en médications chimiques à l'efficacité plus que relative et aux effets secondaires parfois douteux.

Privilégiez l'aloe vera !

Coupez un morceau de feuille fraîche d'aloe vera et passez-le chaque jour, à raison de trois fois par jour, sur les narines. L'aloe vera va ainsi soulager les zones irritées et diminuer l'écoulement de mucus.

Rhume des foins

Ce qu'il vous faut :

• jus d'aloe vera

Comment procéder :

Si vous êtes sujet au rhume des foins, vous pouvez utiliser l'aloe vera à titre préventif. Pour cela, dès le mois de décembre ou au plus tard au début du mois de janvier, entamez une cure de jus d'aloe vera, à raison de trois prises quotidiennes de 2 cl chacune.

L'info en plus :

Cette cure ne parviendra peut-être pas à elle seule à vous mettre totalement à l'abri du rhume des foins, mais elle en atténuera fortement les effets désagréables. Le rhume des foins - également appelé « rhinite allergique saisonnière » - est une allergie au pollen des graminées, des herbacées ou des arbres. Il survient surtout au printemps et en été, lorsque les niveaux de pollen sont élevés. Comme pour toute allergie, c'est le contact avec l'élément allergène qui entraîne une réaction immunitaire du corps. Celui-ci libère alors des anticorps dirigés contre l'allergène et de l'histamine, qui est à l'origine des inflammations et des symptômes. Entraînant tout à la fois congestion nasale, yeux rouges, démangeaisons nasales, maux de tête, fatigue… le rhume des fois peut induire, à terme, une sinusite, un asthme ou, chez l'enfant, une otite. Il s'agit donc d'une maladie à surveiller de près et à traiter rapidement.

Tendinite

Ce qu'il vous faut :

- gel d'aloe vera
- glace

Comment procéder :

Pour soigner une tendinite, appliquez de la glace à l'endroit douloureux, puis effectuez des applications répétées de gel d'aloe vera. Cela va apaiser la douleur et favoriser la guérison.

L'info en plus :

La tendinite est la cause la plus fréquente de douleurs de l'épaule. Cette inflammation des tendons est à l'origine d'une gêne lors des mouvements, surtout vers le haut, mais aussi de douleurs pouvant irradier vers le cou ou vers les doigts. Dans ce cas, l'inflammation résulte d'une petite déchirure du tendon souvent liée à des mouvements répétitifs. Pour soulager une tendinite de l'épaule, Il est impératif de mettre l'épaule au repos, particulièrement en évitant tout mouvement douloureux, souvent les mouvements qui impliquent de lever le bras. On recommande aussi d'appliquer du froid pendant plusieurs jours, puis du chaud lorsque la phase aiguë est passée. Ce procédé permet d'atténuer la douleur puis de favoriser la circulation sanguine. Il faut cependant remettre progressivement l'épaule en service, sans aller jusqu'à reprendre l'activité qui a été à l'origine de la tendinite dans un premier temps.

Ulcère variqueux

Ce qu'il vous faut :

- 1 morceau de feuille fraîche d'aloe vera
- huile de sésame noir

Comment procéder :

Pour traiter un ulcère variqueux, passez chaque jour sur les zones à traiter un morceau de feuille fraîche d'aloe vera coupé par son milieu et imbibé d'un peu d'huile de sésame.

Procédez ainsi tous les jours, trois fois par jour, jusqu'à soulagement.

L'info en plus :

À chaque utilisation, utilisez un nouveau morceau de feuille d'aloe vera. Attention : dans un premier temps, ce traitement naturel peut entraîner une sensation de tiraillement assez ténue. C'est normal.

Urticaire

Ce qu'il vous faut :

- pulpe d'aloe vera

Comment procéder :

Pour empêcher l'urticaire de s'étendre, mais aussi pour favoriser sa guérison, appliquez dessus de la pulpe fraîche d'aloe vera.

L'info en plus :

L'urticaire est l'une des causes les plus répandues d'inflammation cutanée. Jusqu'à 20 % de la population souffre d'urticaire au moins une fois dans sa vie. Il se présente sous la forme de larges plaques rouges et boursouflées, accompagnées de démangeaisons, qui apparaissent et disparaissent rapidement et qui sont parfois remplacées par d'autres.

Chez certaines personnes, les crises d'urticaire reviennent très souvent. L'urticaire apparaît en réaction à un irritant externe. L'agent chimique, responsable en grande partie de l'inflammation et des démangeaisons, est l'histamine : le même agent chimique à l'origine du rhume des foins et de l'asthme. Chez une minorité de personnes atteintes d'urticaire, on peut voir une relation allergique claire. Des éruptions cutanées apparaissent après l'ingestion de certains aliments, après une piqûre d'insecte...

Les aliments que l'on peut associer à l'urticaire sont les œufs, le lait, les poissons et les crustacés, ainsi que les noix. Il est important de souligner le fait que presque tous les traitements médicaux sont susceptibles d'être à l'origine d'une crise d'urticaire. Notamment les diurétiques, la pénicilline, les anesthésiques, d'innombrables anti-inflammatoires, l'iodure, le bromure...

Les produits cosmétiques, les savons, les parfums et les lotions peuvent également provoquer des réactions. Le nickel dans les bijoux et le latex des préservatifs ou des gants de caoutchouc sont d'autres irritants notoires. Des douzaines d'infections peuvent provoquer une urticaire : infections de la gorge, de l'estomac, des voies urinaires...

Un rhume est souvent à l'origine d'une crise d'urticaire chez les enfants. Autres facteurs déclencheurs fréquemment associés à l'urticaire : le stress, les douches chaudes, les frictions (environ 5 % de la population développent des éruptions cutanées à la suite d'un petit frottement ou d'un léger grattage de la peau), la grossesse (souvent vers la fin de la grossesse), la natation (elle peut causer d'assez graves réactions, dues probablement plus au froid qu'à l'eau)...

Varicelle

Ce qu'il vous faut :

- pulpe d'aloe vera

Comment procéder :

Pour soulager les démangeaisons provoquées par la varicelle, il suffit d'appliquer de la pulpe fraîche d'aloe vera sur les zones à traiter, en répétant l'opération aussi souvent que nécessaire.

Verrue

Ce qu'il vous faut :

- jus d'aloe vera
- huile essentielle d'arbre à thé

Comment procéder :

Chaque jour, à raison de plusieurs fois par jour jusqu'à guérison, tamponnez la verrue avec un morceau de coton imbibé de jus d'aloe vera et d'une seule goutte d'huile essentielle d'arbre à thé.

Changez le morceau de coton à chaque utilisation.

L'info en plus :
Une verrue est une petite excroissance de la peau, ou une petite lésion provoquée par un microtraumatisme, qui peut apparaître sur presque n'importe quelle partie du corps : les pieds (elles sont alors souvent favorisées par les sols des salles de sport, des piscines collectives ou des piscines), les mains, le nez, les coudes...

Ayant pour origine une infection de la peau par un virus, on en dénombre environ cinquante sortes différentes, quasiment toujours bénignes.

La majorité d'entre elles (environ soixante pourcents) disparaissent spontanément dans les deux ans suivant leur apparition. Mais elles peuvent aussi être traitées et disparaître alors beaucoup plus rapidement.

CHAPITRE 3

BEAUTE, HYGIENE CORPORELLE, COSMETOLOGIE

Acné

Ce qu'il vous faut :

- 1 morceau de feuille fraîche d'aloe vera
- quelques gouttes d'huile végétale au choix

Comment procéder :

Beaucoup plus sain, plus économique et plus efficace que les lotions du commerce, l'aloe vera, combiné à de l'huile végétale, fait merveille pour combattre l'acné. Coupez un morceau de feuille d'aloe vera et tranchez-la par le milieu. Après vous être lavé le visage à l'eau tiède, passez le côté pulpe de ce morceau de feuille, préalablement imbibé de quelques gouttes d'huile végétale, sur les zones à traiter.

L'info en plus :

L'acné est une maladie de la peau qui affecterait jusqu'à plus de 70 % des adolescents. Elle est causée par trois éléments : la sécrétion excessive de sébum dans le follicule pileux, l'obstruction du follicule et un développement bactérien à l'intérieur de celui-ci. Contrairement aux idées reçues, l'alimentation ne joue pas de véritable rôle dans le développement de l'acné, pas plus que cette maladie n'est due à un manque d'hygiène (au contraire, certains jeunes aggravent le problème en nettoyant les lésions de manière trop drastique et/ou avec des produits industriels trop agressifs). Enfin, même si les lésions provoquées contiennent une petite bactérie, l'acné n'est en aucun cas contagieuse ou transmissible.

Callosités

Ce qu'il vous faut :

- pulpe d'aloe vera
- huile d'aveline

Comment procéder :

Pour traiter efficacement vos callosités, versez un peu d'huile d'aveline sur de la pulpe d'aloe vera et passez ce mélange sur les zones à traiter.

L'info en plus :

L'avellano ou noisetier chilien (Gevuina avellana) est un arbre dont l'habitat unique se situe en Amérique du Sud. Riche en lipides et d'une composition proche des huiles de certains mammifères terrestres tels que le vison, l'huile d'aveline est extraite de la graine séchée, broyée puis pressée.

Sa principale caractéristique est la présence d'acides gras essentiels mono-insaturés (à raison d'environ 77 %,) et polyinsaturés (environ 15 %). En raison de sa forte teneur en acide oléique, l'huile d'aveline est capable de prévenir le dessèchement et la desquamation, mais aussi d'améliorer la douceur de la peau. Elle hydrate les couches supérieures de l'épiderme et pénètre facilement.

Cellulite

Ce qu'il vous faut :

• pulpe fraîche d'aloe vera

Comment procéder :

Vous avez de la cellulite et vous voulez la combattre efficacement sans utiliser les produits du commerce dont l'innocuité réelle est aussi douteuse que l'efficacité ? Pensez à la pulpe fraîche d'aloe vera.

Pour une vraie efficacité au naturel, faites des applications répétées et localisées de pulpe d'aloe vera.

L'info en plus :

La pulpe fraîche d'aloe vera peut être remplacée par du gel d'aloe vera. Le traitement est identique. Dans les deux cas, l'aloe vera va rendre votre peau plus douce et atténuer, voire même faire disparaître l'aspect de peau d'orange.

Chute des cheveux

Ce qu'il vous faut :

- pulpe fraîche d'aloe vera

Comment procéder :

C'est peu connu, mais pourtant d'une réelle efficacité.

Pour enrayer la chute des cheveux et donc éviter la calvitie, frictionnez-vous régulièrement le cuir chevelu avec de la pulpe fraîche d'aloe vera.

Laissez agir le produit pendant environ dix minutes, puis effectuez votre shampoing comme vous le faites habituellement.

L'info en plus :

En complément de ce traitement, pourquoi ne pas utiliser un shampoing à l'aloe vera, à condition qu'il soit certifié bio ? L'aloe vera a le pouvoir d'enrayer, voire de stopper la chute des cheveux et, dans certains cas, de favoriser leur repousse.

Contour des yeux

Ce qu'il vous faut :

- 1 morceau de feuille fraîche d'aloe vera
- huile d'aveline

Comment procéder :

Rien de plus simple que de confectionner un soin naturel pour le contour des yeux !

Prenez une feuille fraîche d'aloe vera et coupez-la par son milieu avant d'en imbiber chaque morceau de 3 gouttes d'huile d'aveline.

Disposez ensuite les deux morceaux de feuille sur les yeux et maintenez-les en place pendant quelques minutes. Il ne vous reste plus qu'à faire pénétrer les petits résidus de pulpe d'aloe vera dans la peau autour des yeux.

Pour cela, massez délicatement, en petits mouvements circulaires, avec le bout des doigts.

Fatigue printanière

Ce qu'il vous faut :

- jus d'aloe vera

Comment procéder :

La fin de l'hiver est toujours une période un peu difficile. La mauvaise saison, le froid, le manque de luminosité, l'humidité... ne sont pas idéaux pour booster le moral ou pour donner du punch.

Un grand sentiment de lassitude et une sorte de fatigue générale s'emparent de nombre d'entre nous. Pour combattre ces symptômes liés à ce que l'on appelle communément la « fatigue printanière », effectuez une cure de jus d'aloe vera, à raison de trois prises quotidiennes de 2 cl de jus. Commencez cette cure en février ou en mars et poursuivez-la jusqu'à ce que vous vous sentiez nettement mieux.

L'info en plus :

En complément, n'oubliez pas d'adopter une alimentation saine et équilibrée, faisant la part belle aux fruits, aux légumes et, d'une manière générale, à tous les produits bio qui sont les seuls à vous apporter assez de vitamines, d'éléments nutritifs... et donc de bien-être.

Gel après-soleil

Ce qu'il vous faut :

- 1 morceau de feuille fraîche d'aloe vera

Comment procéder :

L'aloe vera se positionne aussi comme un excellent produit « après-soleil » 100 % naturel et tout aussi efficace.

Pour profiter pleinement de tous ses bienfaits, fendez une feuille fraîche d'aloe vera et passez-la délicatement sur les zones à traiter.

N'hésitez pas à renouveler cette opération aussi souvent que cela s'avère nécessaire ou aussi souvent que vous le désirez.

Gel rafraîchissant

Ce qu'il vous faut :

- 1 cuil. à soupe de gel d'aloe vera
- 1 tranche de concombre d'env. 3 cm d'épaisseur
- 1/4 de cuil. à café de fécule de maïs
- 1 cuil. à soupe d'eau d'hamamélis
- 1 goutte d'extrait de pépins de pamplemousse

Comment procéder :

Cela ressemble presque à une recette de cuisine, mais voilà une préparation qui vous permettra d'obtenir facilement un super-gel rafraîchissant. Versez le gel d'aloe vera et le morceau de concombre préalablement découpé grossièrement dans un mortier.

Pilez ensemble ces composants, jusqu'à ce qu'ils soient mélangés, puis placez cette préparation au bain-marie avec la fécule de maïs. Faites chauffer le tout jusqu'à ce que la préparation arrive presque à ébullition, puis laissez-la refroidir quelque peu. Incorporez alors l'eau d'hamamélis et l'extrait de pépins de pamplemousse. Transvasez la préparation ainsi obtenue dans un flacon fermant hermétiquement.

Conservez au frais, dans le réfrigérateur. Utilisez ce gel rafraîchissant en fonction des besoins, en l'appliquant délicatement sur l'os orbital, autour des yeux.

L'info en plus :

Parfois surnommé « noisetier des sorcières » ou « café du diable », l'hamamélis (Hamamelis virginiana) est un arbuste à feuilles caduques que l'on trouve en Europe, en Amérique du Nord, au Japon et en Chine.

Ses feuilles et son écorce entrent dans la composition de nombreux produits de phytothérapie. L'hamamélis contient des tanins et des flavonoïdes, ce qui lui donne un fort pouvoir antioxydant.

En phytothérapie, cette plante est utilisée pour traiter les problèmes de circulation sanguine (les jambes lourdes, les varices et les hémorroïdes), les inflammations locales de la peau et des muqueuses ainsi que les contusions, entorses et autres plaies mineures.

L'eau florale d'hamamélis s'utilise surtout en lotion pour le visage. Elle éclaircit le teint, resserre les tissus de tous les types de peau (elle est encore plus efficace sur les peaux mixtes à tendance grasse), s'utilise en compresse pour calmer les irritations causées par des piqûres d'insectes, des coups de soleil ou des brûlures légères.

Elle est aussi conseillée pour lutter contre l'eczéma. Elle possède de nombreuses propriétés : apaisante, raffermissante et astringente.

Lait nettoyant

Ce qu'il vous faut :

- gel d'aloe vera
- huile essentielle de citron
- huile de germe de blé

Comment procéder :

Pour préparer votre lait nettoyant « maison », mélangez 20 cl de gel d'aloe vera avec une goutte d'huile essentielle de citron et 8 cl d'huile de germe de blé.

Appliquez ensuite ce lait nettoyant sur la peau, en massant sans trop forcer.

Rincez-vous alors le visage et le cou à l'eau tiède.

L'info en plus :

Ce lait nettoyant est idéal pour le visage, le cou et le décolleté.

Masque labial

Ce qu'il vous faut :
- 1 morceau de feuille fraîche d'aloe vera
- miel liquide

Comment procéder :
Passez sur vos lèvres un petit morceau de feuille fraîche d'aloe vera.

Tamponnez-les ensuite avec un petit peu de miel liquide versé sur un morceau de coton.

L'info en plus :
Ce soin labial peut être utilisé au quotidien. Il va irriguer les lèvres et les rendre naturellement plus pulpeuses. Choisissez le miel liquide en fonction de votre goût personnel ou... de la richesse de vos armoires.

Mauvaise haleine

Ce qu'il vous faut :

- pulpe d'aloe vera

Comment procéder :

Pour combattre la mauvaise haleine sans avoir recours à des produits chimiques, vous pouvez sucer plusieurs fois par jour un petit morceau de pulpe fraîche d'aloe vera.

Ce petit traitement tout simple va vous permettre de régénérer les muqueuses buccales et ainsi de combattre naturellement les bactéries.

L'info en plus :

La mauvaise haleine a diverses causes : caries négligées, gingivites... et, d'une manière plus générale, l'ensemble des problèmes buccaux. L'acidité gastro-œsophagienne, souvent causée par un abus de tabac et/ou d'alcool, peut rendre l'haleine lourde et fétide. Les problèmes de nez et de sinus (rhinite, sinusite chronique...) ainsi que le stress jouent aussi un rôle important. Complémentairement à l'utilisation de l'aloe vera, une bonne hygiène dentaire et buccale, un ralentissement de la consommation des « émetteurs d'odeurs » (l'alcool, le tabac...), une diminution de l'acidité gastrique et une diminution du stress général sont essentiels.

Pattes d'oie

Ce qu'il vous faut :

- jus d'aloe vera

Comment procéder :

Pour traiter avec efficacité et sans danger les cernes et autres pattes d'oie autour des yeux, versez un peu de jus d'aloe vera sur deux disques de coton (type disques de démaquillage) et appliquez-les sous les yeux ou sur les paupières bien fermées.

Il ne vous reste plus qu'à laisser agir le produit pendant 2 à 3 minutes.

L'info en plus :

Traiter les petites rides au coin des yeux ? Alors qu'elles sont la plupart du temps celles du rire et du sourire ? À chacun son choix...

Peau normale

Ce qu'il vous faut :

- 5 cl d'huile d'olive vierge extra
- 3 cl de gel d'aloe vera
- 3 cl d'eau de rose
- 2 gouttes d'extrait de pépins de pamplemousse
- 4 gouttes d'huile essentielle de rose

Comment procéder :

Pour préparer un gel nettoyant bien adapté aux peaux normales, réunissez les divers ingrédients dans le bol d'un robot ménager et actionnez l'appareil pour les mélanger.

Transvasez ensuite la préparation dans un flacon fermant hermétiquement. Conservez au frais. Utilisez ce gel nettoyant en fonction des besoins, en secouant le flacon avant chaque utilisation.

Appliquez ce gel sur le visage et le cou, en massant légèrement, mais en évitant le contour de la bouche et des yeux.

Éliminez-le ensuite en vous rinçant à l'eau tiède.

Peau sèche

Ce qu'il vous faut :

- 3 cl de yaourt nature
- 2 capsules d'huile de bourrache
- 10 fleurs fraîches de bourrache
- 50 g de pulpe d'aloe vera

Comment procéder :

Pour préparer un masque « spécial peaux sèches », videz l'huile de bourrache dans un bol et ajoutez : yaourt nature, pulpe d'aloe vera et fleurs de bourrache. Mélangez le tout en écrasant les composants, puis appliquez la préparation ainsi obtenue sur le visage et le cou en effectuant un léger massage en même temps. Évitez le contour de la bouche et des yeux. Laissez agir le masque pendant 15 minutes environ : l'épiderme aura absorbé presque la totalité du masque. Rincez-vous à l'eau claire et séchez-vous.

L'info en plus :

Originaire de Syrie, la bourrache est une plante médicinale reconnue depuis fort longtemps. En raison de ses propriétés et de son action diurétique, on l'a souvent utilisé comme dépuratif, mais aussi pour « donner du bonheur et du courage » ou pour stimuler la lactation. Les parties aériennes de la bourrache renferment des tannins auxquels on attribue des propriétés astringentes. Elles contiennent également du mucilage, ce qui pourrait expliquer ses propriétés expectorantes.

Peeling doux

Ce qu'il vous faut :

- jus d'aloe vera
- argile verte en poudre

Comment procéder :

Pour réaliser un peeling doux, mélangez jusqu'à obtention d'une pâte, 2 cl de jus d'aloe vera avec 1 cuillerée à soupe d'argile verte en poudre. Appliquez cette préparation sur le visage et le cou, en massant délicatement. Laissez ensuite agir pendant 10 à 15 minutes avant de vous rincer à l'eau tiède.

L'info en plus :

L'argile verte est un moyen extraordinaire que nous offre la nature pour soigner de nombreux maux de manière efficace. Elle était déjà connue et utilisée dans l'Antiquité. Gandhi la recommandait. Dans la nature, on trouve des argiles de différentes couleurs selon les régions du globe. Elles ont chacune leur spécificité. Mais d'une façon générale, l'argile verte est la plus commercialisée et elle répond pratiquement à tous les besoins. Elle existe présentée en poudre ainsi que concassée. Dans tous les cas, elle doit être choisie de qualité bio certifiée. En éléments majeurs, l'argile verte contient de la silice, de l'aluminium, du calcium, du fer, du potassium, du magnésium, du sodium, du manganèse, du phosphore et du titane. En éléments mineurs, elle recèle du cuivre, du cobalt, du lithium, du sélénium, du zinc...

Peeling raffermissant

Ce qu'il vous faut :

- 1 morceau de pulpe d'aloe vera
- sel de l'Himalaya

Comment procéder :

Deux ingrédients suffisent pour réaliser un peeling raffermissant de tout premier choix. Un peeling qui, en plus, sera aussi très efficace et 100 % naturel. Dans un bol, écrasez un morceau de pulpe d'aloe vera et mélangez-le avec du sel de l'Himalaya, en comptant une cuillerée à café de sel par morceau de pulpe. Appliquez ensuite cette préparation sur les zones à traiter, en massant légèrement avec des petits mouvements circulaires. Laissez agir pendant quelques minutes, puis rincez généreusement à l'eau tiède et séchez-vous.

L'info en plus :

Le sel rose de l'Himalaya est l'un des plus purs de la planète. Sa formation remonterait à 250 millions d'années. Une époque à laquelle un océan recouvrait la plus grande partie de la terre. Lorsqu'il a disparu, de puissants mouvements tectoniques se sont produits, donnant naissance aux massifs de l'Himalaya. Dans leurs mouvements, ils ont fait remonter le sel qui, aujourd'hui, se trouve à une profondeur variant entre 400 et 700 m sous terre. Cristallin et d'une superbe couleur rouge orangé, le sel rose de l'Himalaya est un extraordinaire concentré de saveurs (il est exceptionnel en cuisine, bien supérieur sur le plan gustatif à tous les sels blancs, y compris les sels marins, que l'on rencontre couramment dans nos commerces) et de bienfaits. Il doit sa qualité exceptionnelle au fait qu'il a été préservé sous terre de tous les méfaits de la pollution, des rejets toxiques... Riche en oligo-éléments, il est d'un intérêt hors du commun pour l'organisme : il permet une bonne régénération du sang ; il rétablit l'équilibre acido-basique (pH sanguin) ; il agit sur les gênes provoquées par les reflux gastriques chroniques ; c'est un détoxiquant de tout premier plan ; il dissout ou démantèle d'innombrables toxines, déchets et autres substances nocives présents dans le corps (en éliminant de manière naturelle les métaux lourds) ; il a une action bénéfique à long terme sur des affections telles que l'arthrose, l'arthrite ou certains rhumatismes ; il régule et stimule le transit intestinal... Il est aussi connu pour entrer dans la composition de masques de beauté (notamment un masque pour le visage, très utile si vous avez la peau fatiguée) et de divers bains (ses propriétés relaxantes et curatives sont fortement appréciées en cas de problèmes de peau, tels que l'eczéma, le psoriasis ou la peau sèche). Enfin, il est essentiel de souligner que, lorsque vous l'utilisez en cuisine, vous consommez nettement moins de sodium par dose qu'avec du sel de table ordinaire parce qu'il est moins raffiné et que les grains sont plus gros. Un avantage par rapport à tous les sels de table qui sont fortement traités et dangereux pour la santé.

Pellicules

Ce qu'il vous faut :

- pulpe d'aloe vera
- miel

Comment procéder :

Un masque capillaire à base de miel et d'aloe vera est souvent la solution idéale pour lutter efficacement contre les désagréables et inesthétiques pellicules. Mettez la pulpe d'une feuille fraîche d'aloe vera dans un bol et ajoutez-y du miel. Mélangez ces deux composants à la fourchette jusqu'à obtention d'une préparation mousseuse et crémeuse. Appliquez ensuite cette mousse sur les cheveux, en massant légèrement, de manière à ce que l'ensemble du cuir chevelu soit recouvert. Laissez ensuite agir pendant une dizaine de minutes, puis rincez à l'eau tiède. Vous pouvez, enfin, faire votre shampoing (doux et bio, bien entendu...) comme d'habitude.

L'info en plus :

C'est assez paradoxal, mais c'est pourtant avéré : en étant souvent trop abrasifs et bourrés de produits chimiques trop souvent douteux, les produits dits « antipelliculaires » contribuent largement à renforcer la présence et la prolifération des pellicules. Mais comme l'immense majorité des consommateurs ne se rend pas compte de l'effet pervers de ces produits issus des industries cosmétiques ou pharmaceutiques, c'est autant de bénéfices de plus engrangés par ces industriels qui n'ont pas nécessairement, loin de là !, l'intérêt et le bien-être réel du consommateur pour priorités. Sur base de nombreuses études, les pellicules affecteraient près de 50 % des personnes dans nos pays industrialisés. Ces disgracieuses pellicules sont la conséquence d'une desquamation anormale de l'épiderme du cuir chevelu. Tous les vingt jours environ, les cellules du cuir chevelu se régénèrent et remplacent les plus anciennes qui sont éliminées grâce aux shampoings et au brossage des cheveux. Si ce renouvellement s'accélère de manière anormale, les desquamations de l'épiderme du cuir chevelu tombent d'elles-mêmes lors du brossage des cheveux. À l'inverse, si elles collent au cuir chevelu et s'imprègnent de sébum, les démangeaisons peuvent devenir horripilantes.

On distingue deux catégories de pellicules : les sèches (petites et d'un blanc éclatant, elles n'adhèrent pas au cuir chevelu et tombent en neige sur les épaules et les vêtements) et les grasses (elles ont une taille supérieure aux précédentes car elles ont tendance à s'agglomérer, « collées » par le sébum. Elles adhèrent au cuir chevelu et peuvent contribuer à la perte des cheveux). Un traitement antipelliculaire passe avant tout par la reconnaissance du type de pellicules (sèches ou grasses). Dans tous les cas, l'utilisation judicieuse d'une préparation à base d'aloe vera ne peut qu'apporter d'excellents résultats.

Points noirs

Ce qu'il vous faut :

- pulpe fraîche d'aloe vera

Comment procéder :

Il est facile de faire disparaître les disgracieux points noirs : il suffit d'appliquer dessus de la pulpe fraîche d'aloe vera.

L'info en plus :

Pas de pulpe fraîche d'aloe vera sous la main ? Pas de problème ! Remplacez-la par du gel d'aloe vera et procédez de la même manière. Inesthétiques et fort peu glamours, les points noirs voient le jour suite à l'obstruction des pores, c'est à dire suite à une sécrétion de sébum trop importante engendrant un dilatement de la glande sébacée (responsable de la production de sébum) qui, ensuite, bouche le canal menant le sébum à la surface de la peau. Les pores sont dilatés, comme si leurs parois étaient "poussées" par l'amas de sébum. C'est alors qu'apparaissent les points noirs (ou comédons).

Ces points sont de couleur noire parce que le sébum accumulé dans la peau finit par remonter à la surface. Lorsqu'il entre en contact avec l'air, il s'oxyde et vire au noir.

Rayons ultraviolets

Ce qu'il vous faut :

• pulpe fraîche d'aloe vera

Comment procéder :

Pas besoin de vous « tartiner » de produits chimiques conçus par les industries pharmaceutiques ou cosmétologiques pour vous protéger efficacement des rayons ultraviolets (UV).

Moins chère, plus naturelle et, surtout au moins aussi efficace, la pulpe d'aloe vera convient idéalement. Avant de vous exposer aux rayons du soleil, mais aussi après cette exposition, vous pouvez utiliser de la pulpe fraîche d'aloe vera qui apportera à votre peau de la fraîcheur et une indispensable réhydratation naturelle.

L'info en plus :

En outre, la pulpe fraîche d'aloe vera apaise les douleurs et régénère la peau en cas de rougeurs ou de légères brûlures causées par une trop longue exposition au soleil.

Soin de la bouche

Ce qu'il vous faut :

- pulpe fraîche d'aloe vera

Comment procéder :

Facile, efficace et à utiliser au quotidien : chaque jour, plusieurs fois par jour, vous pouvez sucer un petit morceau de pulpe fraîche d'aloe vera. Cela vous permettra de régénérer les muqueuses buccales et de combattre naturellement les bactéries. Vous limiterez ainsi les risques de saignements des gencives.

L'info en plus :

Si le cœur vous en dit, après l'avoir sucé, vous pouvez avaler le morceau de pulpe d'aloe vera.

Taches de naissance

Ce qu'il vous faut :

- pulpe fraîche d'aloe vera
- huile de ricin

Comment procéder :

Pour atténuer les taches de naissance, vous pouvez mettre un morceau de pulpe fraîche d'aloe vera dans 2 ml d'huile de ricin. Écrasez la pulpe à la fourchette, tout en mélangeant. Appliquez ensuite la préparation sur les zones à traiter et laissez agir.

L'info en plus :

Si cette préparation parvient à atténuer les taches de naissance, elle ne les fait cependant pas disparaître complètement. Pour plus d'efficacité, appliquez la préparation juste avant d'aller dormir : vous la laisserez ainsi agir toute la nuit. Parfois présente dès la naissance, une tache de naissance peut aussi se dévoiler dans les jours qui suivent. Dans l'immense majorité des cas, elle est banale, bénigne et sans danger. Il en existe une grande diversité, même si on peut les diviser en deux grandes catégories : les taches vasculaires résultant d'une prolifération des petits vaisseaux de la peau et les taches pigmentaires résultant d'une prolifération des cellules pigmentaires. Jadis utilisée comme lubrifiant pour les moteurs, l'huile de ricin est toujours utilisée aujourd'hui par les industries chimique et agroalimentaire : elle est listée comme additif alimentaire et sert à la préparation de l'émulsifiant qui permet aux industriels de la chocolaterie de remplacer le beurre de cacao, par des matières grasses moins onéreuses mais surtout beaucoup moins bonnes. Par ailleurs, l'huile de ricin est connue, sur le plan thérapeutique, pour ses effets laxatifs. En cosmétique, elle est utilisée depuis le début du 20e siècle pour lisser et protéger les cheveux des hommes. Elle est aussi utilisée pour renforcer et allonger les cils et sourcils, ainsi que les ongles. Outre sa fonction nourrissante et revitalisante (en usage externe), l'huile de ricin favorise la repousse des cheveux et leur apporte du volume.

Taches de vieillesse

Ce qu'il vous faut :

- pulpe fraîche d'aloe vera
- huile de ricin

Comment procéder :

Les taches de vieillesse qui apparaissent immanquablement sur les mains avec l'âge peuvent être traitées de la même manière que les... taches de naissance. La boucle étant ainsi bouclée...

Mettez un morceau de pulpe fraîche d'aloe vera dans un petit peu d'huile de ricin (2 ml suffisent amplement) et écrasez soigneusement la pulpe à la fourchette, tout en mélangeant.

Appliquez ensuite cette petite préparation sur les zones à traiter et laissez agir.

L'info en plus :

Il faut bien se rendre compte que si cette préparation parvient à atténuer les taches de vieillesse, elle ne les fait cependant pas disparaître complètement. Pour plus d'efficacité, appliquez la préparation juste avant d'aller dormir : vous la laisserez ainsi agir toute la nuit.

Transpiration

Ce qu'il vous faut :

- pulpe fraîche d'aloe vera
- jus d'aloe vera

Comment procéder :

Il fait chaud et vous transpirez ? Appliquez de la pulpe fraîche d'aloe vera sous les aisselles pour diminuer la transpiration.

Complémentairement, vous pouvez aussi boire chaque jour, à raison de trois fois par jour, un peu de jus d'aloe vera, en comptant 2,5 cl de jus par dose.

L'info en plus :

Important : la pulpe fraîche d'aloe vera peut faire des taches sur les vêtements. Cette astuce ne peut donc être utilisée que si vous portez des vêtements sans manches ou si vous avez décidé de passer l'après-midi en maillot de bain.

Vergetures

Ce qu'il vous faut :

- 1 feuille fraîche d'aloe vera
- huile végétale

Comment procéder :

Pour tenter de dissimuler de disgracieuses vergetures et adapter leur couleur à celle de la peau environnante, pensez à un traitement naturel à l'aloe vera.

Chaque jour, à raison de deux fois par jour (matin et soir), passez sur les vergetures un morceau de feuille fraîche d'aloe vera coupé par son milieu et imbibé de quelques gouttes d'huile végétale.

L'info en plus :

Les vergetures sont des petites fissures, semblables à des cicatrices molles, qui apparaissent sur la peau lorsque celle-ci est soumise à une distension exagérée. Elles touchent généralement les femmes (beaucoup plus rarement les hommes), surtout suite à une grossesse ou à une rapide prise de poids. Quatre femmes sur cinq constatent l'apparition de vergetures avant l'âge de trente ans et 75 à 90% des femmes enceintes développent des vergetures. Les personnes à peau blanche sont les plus touchées. La pratique d'un sport de haut niveau, avec des efforts musculaires importants, voire trop importants, peut aussi causer l'apparition de vergetures.

Notes

NOTES

NOTES

Les titres disponibles chez Alpen Éditions :

- 300 remèdes naturels
- Alcool, vin et santé
- Arrêter de fumer
- Arthrose rhumatismes arthrite
- Asthme : vers un nouveau souffle
- Astro plantes
- Attendre et nourrir mon enfant
- Bien se nourrir pour vivre mieux
- Candida Albicans
- Ces aliments qui guérissent
- C'est la thyroïde docteur ?
- Chasser la déprime avec les plantes
- Comment mieux dormir
- Combattre les allergies
- Contrôlez votre acidité : L'équilibre acido-basique
- Cuisson et santé
- Cystite, prostate : les solutions
- Dites non au cholestérol
- Docteur, c'est la prostate ?
- Docteur, j'ai un psoriasis
- En finir avec le ronflement
- En forme grâce aux épices
- Énergie et médecine chinoise
- Équilibrer ses émotions avec les fleurs de Bach
- Être heureux avec le millepertuis
- Fatigue chronique, fibromyalgie
- Fini les jambes lourdes
- Fini malaises et vertiges
- Garder la forme après 40 ans
- Gardez une peau saine
- Je nourris mon enfant
- L'alimentation des ados
- La chirurgie esthétique
- La cuisine Sain-plement
- La diététique du diabète
- La nouvelle ménopause
- La numérologie pratique
- La nutrigénétique
- La vérité sur les vaccins
- Le bien être par la relaxation
- Le dico des bobos
- Le dictionnaire des plantes médicinales
- Le Feng Shui pratique
- Le guide de phytothérapie
- Le guide pratique des vitamines
- Le mal de dos, c'est fini
- Le monde des jeux vidéo
- Le nouveau régime flexitarien
- Le pouvoir des oméga-3
- Le précis des oligoéléments
- Le précis de l'homéopathie
- Le régime anti-cholestérol
- Le régime potassium
- Le régime protéiné
- Le régime sans sel
- Les aliments qui guérissent : fruits, légumes, épices
- Les bienfaits de la mer
- Les bons aliments pour maigrir
- Les compléments alimentaires
- Les cosmétiques Bio
- Les couleurs
- Les enfants hyperactifs
- Les étirements faciles
- Les jus magiques
- Les massages
- Les migraines c'est fini
- Les miracles du soja
- Les plantes qui soignent
- Les remèdes de la ruche
- Les secrets de santé des antioxydants
- Les secrets de santé du thé
- Les secrets du ginseng
- Les secrets d'une belle peau
- Les soins par les huiles essentielles
- Les vertus du soja
- Les vertus santé du cacao
- Les vitamines
- L'hypertension artérielle
- L'hygiène bucco-dentaire
- L'oignon fait des merveilles
- L'ostéoporose
- Ma santé dans mon assiette
- Maigrir après 40 ans
- Maigrir à l'aide des compléments alimentaires
- Maigrir avec la diététique chinoise
- Maigrir avec la méthode chrono-asiatique
- Maigrir avec le régime paléo
- Maigrir sans faire de régime
- Maigrir selon vos hormones
- Mieux assimiler le gluten
- Mes soupes préférées
- Découvrez les index glycémiques
- Maigrir avec la cuisine méditerrannéenne
- Recettes minceur midi et soir
- Mémoire totale
- Plus jamais fatigué !
- Plus mal au ventre
- Préservez votre capital santé
- Prévenir Alzheimer
- Prévenir et guérir l'infarctus
- Programme anti-âge
- Programme Detox
- Programme jeunesse
- Relations amoureuses et sexualité
- Rester jeune après 60 ans
- Revivre après une séparation
- Rhumatismes : votre ordonnance naturelle
- Secrets de jouvence
- Secrets d'Olive et diète méditerranéenne
- Soigner et préserver ses cheveux
- Stress contrôle
- Une grossesse heureuse
- Vaincre enfin la cellulite
- Victoire sur l'arthrose
- Vinaigre, bicarbonate, citron
- Votre santé par les huiles essentielles

Alpen Éditions

Pour être tenu informé régulièrement des nouvelles parutions d'**Alpen Éditions**, vous pouvez vous inscrire sur notre site internet : **alpen.mc** ou adresser vos coordonnées et/ou votre adresse e-mail à l'adresse suivante : **Alpen Éditions - 9, avenue Albert II - 98000 Monaco**

Application gratuite : **Précis de phytothérapie**
disponible sur smartphones et tablettes

Available on the iPhone App Store

ANDROID APP ON Google play